イラストレイテッド
ペリオドンタル・
マイクロサージェリー
アドバンステクニック

―審美性を獲得するソフトティッシュマネジメント―

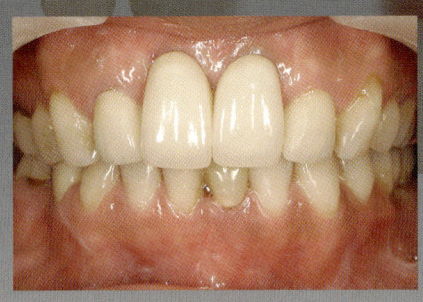

鈴木真名 著

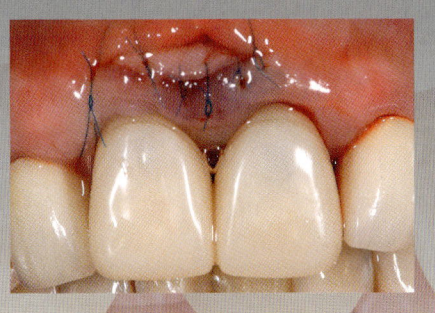
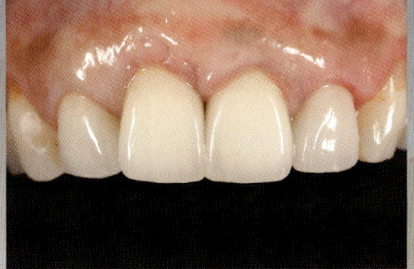

クインテッセンス出版株式会社　2010

Tokyo, Berlin, Chicago, London, Paris, Barcelona, Istanbul, Milano, São Paulo, Moscow, Prague, Warsaw, New Delhi, Beijing, and Bukarest

序　文

　本著『イラストレイテッド ペリオドンタル・マイクロサージェリー アドバンステクニック ―審美性を獲得するソフトティッシュマネジメント―』は，2002年に出版した『ペリオドンタル・マイクロサージェリー 〜マイクロスコープを用いた歯周形成外科処置のすべて〜』（クインテッセンス出版）の"進化版"である．前著を執筆した当時は，私自身がペリオドンタル・マイクロサージェリーを始めて間もなかったこともあり，臨床的な疑問を感じる部分も多々あった．もちろん現在でも疑問をすべて解決したわけではないが，多くの症例が術後10年を経過しても良好に推移しているのをみていくなかで，自分のなかで解決を見出したと実感できてきたのも事実である．

　今回，前著の出版から約8年が経過し，ペリオドンタル・マイクロサージェリーの現状とともに，基本的な理論から実際の手技までを，細かなイラストと写真を多用してよりわかりやすく解説を試みている．また，各症例の最後には私自身の術後評価を加えているので，多くの先生方に臨床的なポイントをつかんでいただければと思っている．

　私の師であるDr. Dennis Shanelecが歯科界にペリオドンタル・マイクロサージェリーを紹介してから25年ほど経つ．氏はつねづね，「マイクロスコープを覗くことは，歯科医師としての良心である」と語っている．マイクロスコープを用いて行う歯科治療は，最先端のテクノロジーを追求するということではなく，じつは"より基本に返ること"であると筆者は考えている．さらに今日，マイクロスコープをはじめ，デンタルCT，ピエゾサージェリーなど安全性をより追求するための最新機器を用いることで，"Security in Dentistry"という概念に則した診療形態を築くことができるようになってきている．本著を通じて歯科界にこのペリオドンタル・マイクロサージェリーが"Security in Dentistry"という概念としてさらに普及し，良心のある読者の方々の参考になれば望外の幸せである．

　最後に，本著の出版をサポートくださったクインテッセンス出版株式会社の佐々木一高代表取締役社長，編集者の多田裕樹氏，そして同じ考えと目標を共有している私の恩師・山﨑長郎先生，同じく友人の土屋賢司先生，大河雅之先生，いつも私を支えてくれる鈴木歯科医院のスタッフに感謝を述べたい．

2010年8月　鈴木真名

目　次

序文　**3**

PART 1　診断編

1．歯肉の審美（gingival aesthetic）とは　**10**
2．gingival aesthetic の基本的概念　**10**
　　1）審美的観点からの歯肉形態の診方　**10**
　　　・垂直的歯肉ライン
　　　・水平的歯肉ライン
　　2）審美的に問題のある歯肉形態とは　**10**
　　　歯肉の審美の診方（垂直的・水平的歯肉ラインからの評価）
　　　Kokich らの報告から：一般人は歯肉形態よりも歯冠形態に目がいく
　　3）欠損歯槽堤の評価　**12**
　　　歯槽堤のタイプに応じた増大法の分類（Suzuki の分類）
　　　参考症例：Suzuki の分類に基づき対応したケース
3．基本的診査　**15**
　　1）軟組織増大のための診査　**15**
　　2）手術のイメージづくり　**15**
　　　手術のイメージづくりに重要な 3 要素

PART 2　切開・剥離・縫合の基本編

ペリオドンタル・マイクロサージェリーの基本概念　18

1. **切開の基本　18**
   1) 垂直切開と斜切開　18
      切開・剥離・縫合の基本

2. **剥離の基本　21**
   1) 部分層弁　21
      移植後に起こる治癒過程
   2) 部分層弁の手技　22
      ①オープンフラップの形成
        オープンフラップの形成のポイント
      ②エンベロープフラップの形成
        エンベロープフラップの形成のポイント

3. **結合組織採取のための剥離　24**
   1) 上皮を含んだ結合組織の採取　24
      上皮を含んだ結合組織の採取のポイント
   2) 上皮を含まない結合組織の採取　25
      上皮を含まない結合組織の採取のポイント

4. **縫合の基本　26**
   1) 縫合術式と結紮法　26
      geometric suture

5. **拡大図でみる geometric suture の基本手技　27**

目　次

PART 3　臨床実践編：天然歯

根面被覆術：エンベロープテクニックの考え方　38
　根面被覆術：エンベロープテクニック　38

根面被覆術：ランガーテクニック変法の考え方　41
　根面被覆術：ランガーテクニック変法　41

根面被覆術：subpedicle connective tissue graft の考え方　44
　根面被覆術：subpedicle connective tissue graft ①　44
　根面被覆術：subpedicle connective tissue graft ②　47

　根面被覆術：エンベロープ＆ランガーテクニック変法　49

歯槽堤増大術の考え方：基本編　52
　歯槽堤増大術：天然歯ブリッジのポンティックサイト①　52
　歯槽堤増大術：天然歯ブリッジのポンティックサイト②　57
　歯槽堤増大術：天然歯ブリッジのポンティックサイト③　67

歯槽堤増大術の考え方：応用編①　補綴前処置　73
　補綴前処置としての歯槽堤増大術①　73
　補綴前処置としての歯槽堤増大術②　77
　補綴前処置としての歯槽堤増大術③　80

歯槽堤増大術の考え方：応用編②　補綴後処置　83
　補綴後処置としての歯槽堤増大術①　83
　補綴後処置としての歯槽堤増大術②　88

歯槽堤増大術の考え方：応用編③　補綴後のリカバリー　92
　補綴後のリカバリーとしての歯槽堤増大術①　92
　補綴後のリカバリーとしての歯槽堤増大術②　97
　補綴後のリカバリーとしての歯槽堤増大術③　100

歯間乳頭再建術の考え方　103
　歯間乳頭再建術①　103
　歯間乳頭再建術②　109

PART 4　臨床実践編：インプラント

インプラント周囲の軟組織増大の考え方　114
インプラント周囲の軟組織増大　114

インプラントのリカバリーの考え方　118
インプラントのリカバリー①　118
インプラントのリカバリー②　123
インプラントのリカバリー③　127
インプラントのリカバリー④　134

各社マイクロスコープの特徴　140
本書で使用したおすすめマテリアル一覧　142
索引　143

PART 1

診断編

1. 歯肉の審美(gingival aesthetic)とは
2. gingival aesthetic の基本的概念
3. 基本的診査

PART 1　診断編

1. 歯肉の審美（gingival aesthetic）とは

　歯肉-歯槽粘膜は，歯槽骨と歯槽骨より露出した数mmの歯根部を被覆している．そして歯肉の形態は主にこれらの形態によってつくられる．そのような"歯肉の審美"とは，いったいどのように定義されるものなのだろうか．

　一般的に「歯肉がきれい」あるいは「汚い」といった表現は，歯肉炎や歯周炎に罹患した歯肉や，歯肉の色調に対するものであったように思われる．しかし審美修復治療の発展とともに，より繊細な歯肉というものがクローズアップされるようになってきた．それは歯冠形態の歯頸側約1/3の形態は，すなわち歯肉の形態ともいえるからである．したがって，歯肉の形態が悪ければ結果的に審美的にバランスのとれた修復物はつくれないということになる．

　このようなことから，"歯肉の審美"という言葉の意味に"バランスのよい歯肉形態"といった意味合いが含まれるようになってきたのではないかと筆者は考える．よって，健康的でバランスのよい歯頸ラインを有する歯肉を"審美的歯肉"と考えている．

2. gingival aestheticの基本的概念

1）審美的観点からの歯肉形態の診方

　歯肉形態を観察する際，一般的に垂直的・水平的方向からみる．そのときにどのような点に注意して診ていけばよいのだろう．垂直的な方向から歯冠幅径や歯冠長，歯間乳頭を，水平的な方向からは歯肉のカントゥア，そして垂直・水平的方向からは対称性といった点に注意して観察する．しかしながら，実際の臨床において歯肉形態を審美的に評価するうえでは，もう少し単純なほうがよいと筆者は考えており，以下のように分けて評価している（次頁の図Z参照）．

● 垂直的歯肉ライン（図A, B）

　垂直的歯肉ラインは，歯肉のスキャロップ形態を両隣在歯，また反対側の同名歯と比較することで，そのバランスをみることができる．そして，スキャロップの形態はgingival zenith（歯肉輪部の頂点）の位置，歯冠幅径，乳頭頂の位置によって決まってくるもので，これを注意深く観察することが必要である．

● 水平的歯肉ライン（図C）

　水平的歯肉ラインは，歯肉のカントゥアを両隣在歯，また反対側の同名歯と比較する．歯肉のカントゥアは歯の位置異常や歯の欠損などに左右される．

2）審美的に問題のある歯肉形態とは

　歯列に対し，バランスのとれた歯肉形態を審美的歯肉形態と考えるが，そのバランスの評価はどのようにして行うべきなのだろうか．

　たとえば，|1に歯肉退縮を起こし歯肉スキャロップのバランスが隣在歯と良好でなくなってしまった症例があったとしよう．この際，この歯肉ラインを修復するか否かの基準が必要である．われわれ歯科医師は当然，左右対称の歯肉スキャロップをつくろうと考えるが，患者はどう考えるかである．歯肉レベルに何mmのギャップがあった場合に審美的に異常と患者は考えるのだろうか．Kokichら[1,2]の報告では1.5mm程度の歯肉レベルのギャップでは患者はほとんど気がつかないとのことである（図F, G）．

歯肉の審美の診方

図Z：歯肉の審美の診方（垂直的・水平的歯肉ラインからの評価）

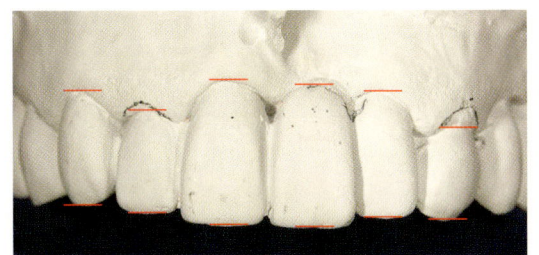

垂直的歯肉ライン	3	2	1	1	2	3
隣在歯とのバランス		✓				✓
対称歯とのバランス	✓	✓			✓	✓
水平的歯肉ライン	3	2	1	1	2	3
隣在歯とのバランス				✓		
対称歯とのバランス				✓		

※問題と考える部位を「✓」する

図A　2|2，3|3の垂直的歯肉レベルが左右非対称である．

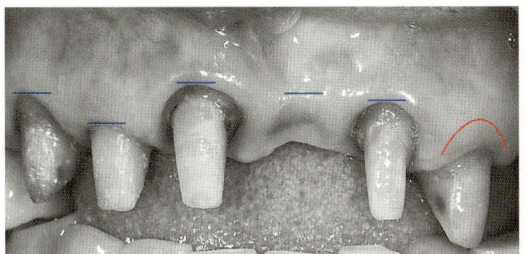

図B　2および3の歯肉レベルを根尖側に下げることで，左右のギャップを減少することを考える．

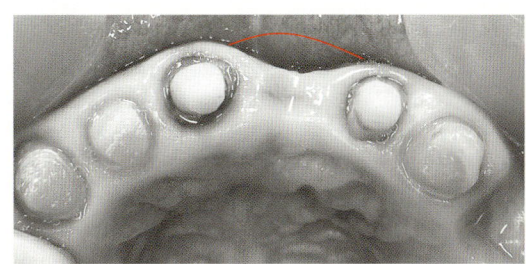

図C　|1部に水平的歯肉レベルの減少を認める．

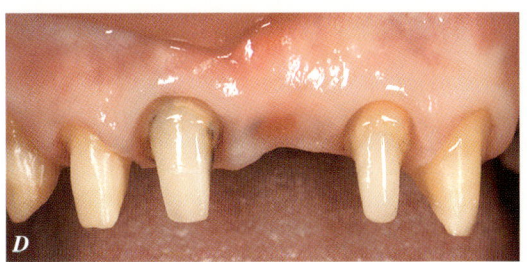

図D，E　術後の歯肉レベル．垂直的歯肉レベルは妥協的ではあるものの改善が認められる．また，水平的歯肉レベルは増大し，左右の対称性を取り戻した．

　本ケースのように2|2，3|3において左右の垂直的歯肉レベルが著しく非対称性を示していて，なおかつ隣在歯との歯肉レベルのギャップも大きい場合，基本的に外科処置だけで完全にバランスのよい垂直的歯肉レベルを獲得するのは困難である．よって，このような場合は妥協的な治療計画をとらざるを得ない．筆者は，対称歯そして隣在歯とのディスクレパンシーを1.5mm以内にとどめるように計画している．しかし側切歯の歯肉レベルは平均的に中切歯，犬歯よりも歯冠側に位置するため，隣在歯とのギャップは1.5mmを超える場合も例外として認めている．
　1.5mmという基準は，Kokichらの報告（次頁参照）を参考にしている．つまり，患者自身が気にならない審美的歯肉レベルの獲得を考慮すればよいわけで，一般の人びとがほとんど気づかないといわれる1.5mmの歯肉レベルの差を1つの目標とすることは妥当性のある理論と考える．よって，本ケースにおいては約1.5mm以内のディスクレパンシーを目標に垂直的歯肉レベルの審美的バランスを獲得すべく，2と3に歯冠長延長術を適応することとした．また，|1には垂直的歯肉レベルの減少が3～4mm認められたため，軟組織歯槽堤増大術を用いている．
　審美治療において歯肉レベルのコントロールは非常に重要な意味をもつ．よって，どのように歯肉レベルを診査するかは治療計画の立案において不可欠であり，筆者は歯肉レベルをまず大別し，垂直的・水平的に診ることで，確実な診断を下す基本となると考えている．

Kokich らの報告から：一般人は歯肉形態よりも歯冠形態に目がいく

　Kokich らは審美的問題に関して，矯正医，一般歯科医，一般人の3者にアンケートをとった．1996年は8項目，2006年は7項目を調査している．筆者はこの調査結果から，歯肉レベルは上顎中切歯においてノーマルレベルとのギャップを矯正医は1mm，一般歯科医は1.5mm，一般人は2.0mmで気づいているが，側切歯でノーマルレベルと2.0mm歯冠側に移動させたレベルにおいては3者とも気づかなかったというデータに着目した．しかし，これは左右同時にレベルを変えていったものであった．2006年の報告では，左側中切歯のレベルのみを歯冠側に移動して調査しているが，このとき矯正医は0.5mm，一般歯科医と一般人は1.5〜2.0mmのギャップで気づいている．このことは，中切歯の歯肉レベルの変化のほうが側切歯より注目されることを示すと同時に，歯肉レベルの変化は左右非対称のほうが注目されることがわかった．さらにこれは歯間乳頭の高さにおける変化においても対称的に変化させたものと非対称に変化させたものとで気づく度合いは異なっている．

　しかしこれは矯正医，一般歯科医では明らかに非対称性に注目度が高まるのに対し，一般人はそれとは逆の結果がでている．おそらくこの調査における図をみると，対称的に変化させたものは全体的に行ったため歯冠形態が大きく変化してみえるのに対し，左側中切歯・側切歯の歯間にのみ行った図は，歯冠の大きさが変化していないところが一般人には気づきにくかったと考えられる．つまり，一般人は歯肉形態よりも歯冠形態に目がいくものと推測される．

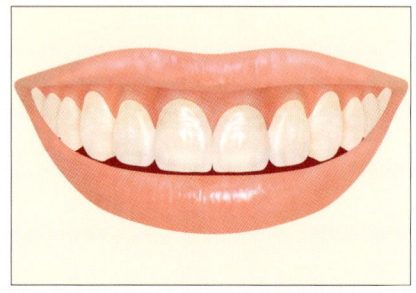

図F　1|に比べ，|1の歯冠長が短くなっている場合，一般人でも気づきやすい．

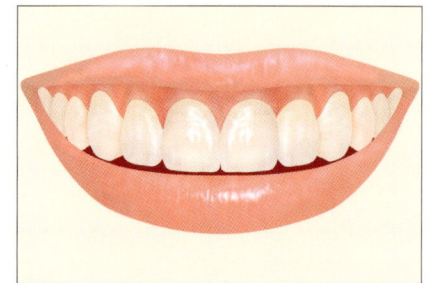

図G　|1 2間の乳頭が反対側に比べ短くなっているが，一般人は気がつかなかった．

3）欠損歯槽堤の評価

　一般的に，欠損歯槽堤の評価はそこに施される修復物から逆算されて行われる．つまり，インプラント，ブリッジあるいは義歯のうち何を選択するのかということによる．当然，ここでは審美的歯肉形態を考えての評価であるから，インプラントあるいはブリッジのための歯肉の評価ということになる．

　欠損歯槽堤は，Seibert[3]がはじめに水平的欠損，垂直的欠損，そして水平・垂直的欠損（混合型）といった大まかな分類を報告した後，Wang[4]らがそれぞれを欠損の大きさで分けている．しかしながら欠損の大きさをどのように計測するのか，また計測したうえで実際の臨床にどのように役立てるかは明確ではなかった．

　そこで，欠損歯槽堤に対する評価とその対応について，筆者がより臨床的に分類したものが次頁である（表1, 図H, I）．

歯槽堤のタイプに応じた増大法の分類（Suzukiの分類）

　欠損歯槽堤の分類についてはいくつかの報告があるが，それらの多くは単純な歯槽堤の欠損様式だけを示しており，われわれ臨床家にわかりやすい目安にはなっていないように思われる．歯科治療のゴールは，機能性と審美性を兼ね備えたものでなくてはならず，欠損歯槽堤にインプラントを適応する場合は，固定性局部床義歯（ブリッジ）と比較してより多くの注意を払う必要がある．インプラントに生物学的に安定かつ適切な機能を与えるためには，補綴物製作にあたっての諸条件を備えることはもちろん，インプラントが周囲組織と審美的に調和しているかを考慮しなければならない．

　近年，インプラント治療は歯科臨床において重要なオプションの1つとなり，さまざまな難症例にも適応されるようになった．一方で，難症例ではないにもかかわらず，機能性や審美性を獲得できなかった症例が散見される．これらの失敗の多くは，術者の技術と経験不足によると思われるが，インプラント治療の臨床的なガイドラインが存在しないことにも起因すると考えられる．

　そこで筆者は，インプラント治療を行う場合の歯槽堤増大術において，単独欠損歯槽堤を臨床的に分類し表1のようにまとめた．そしてこれは，ブリッジ適応の症例にも応用できると考えている[5]．

表1　歯槽堤のタイプに応じた増大法．

	convex (1)	level (2)	concave (3)
hill (a)	no augmentation (1a)	no augmentation or hard tissue (2a)	soft tissue or hard tissue or soft & hard tissues (3a)
level (b)	no augmentation or soft tissue (1b)	soft tissue or soft & hard tissues (2b)	soft tissue or soft & hard tissues (3b)
valley (c)	soft & hard tissues (1c)	soft tissue or soft & hard tissues (2c)	soft & hard tissues (3c)

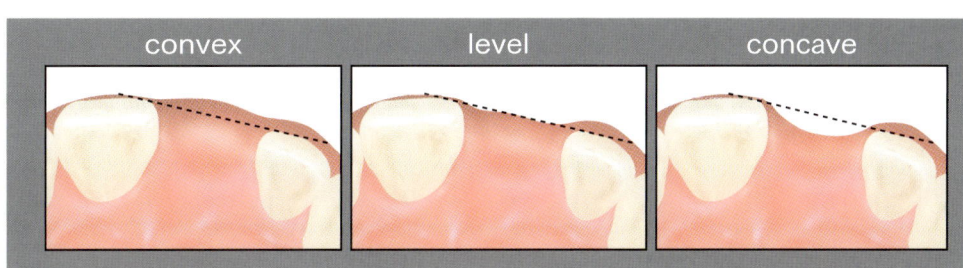

図H　水平的な分類

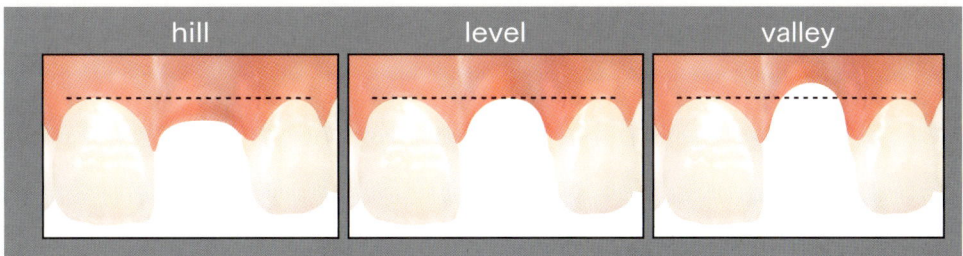

図I　垂直的な分類

PART 1　診断編

参考症例：Suzukiの分類に基づき対応したケース

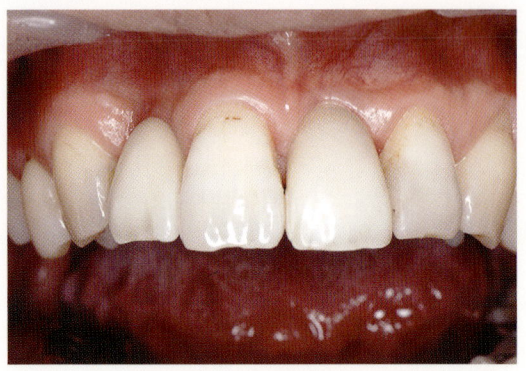

図J　2|1部にはすでにインプラントが埋入され，カスタムアバットメントとプロビジョナルレストレーションが装着されている．

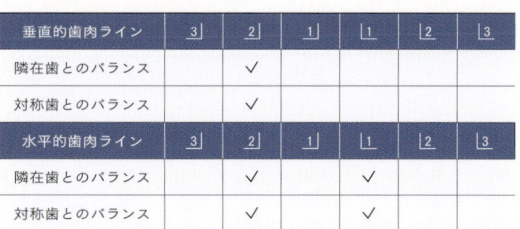

垂直的歯肉ライン	3|	2|	1|	|1	|2	|3
隣在歯とのバランス		✓				
対称歯とのバランス		✓				
水平的歯肉ライン	3|	2|	1|	|1	|2	|3
隣在歯とのバランス		✓		✓		
対称歯とのバランス		✓		✓		

※問題と考える部位を「✓」する

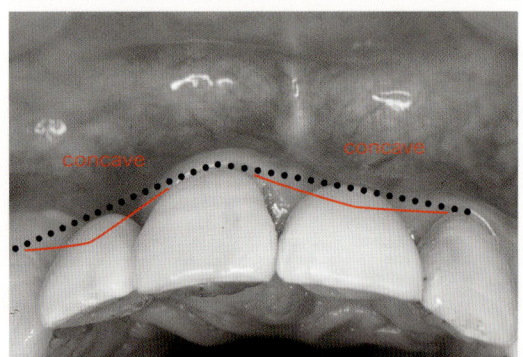

図K　水平的歯肉レベルは2|1ともに基準線より(level)よりも口蓋側に存在し，concaveタイプを示している．

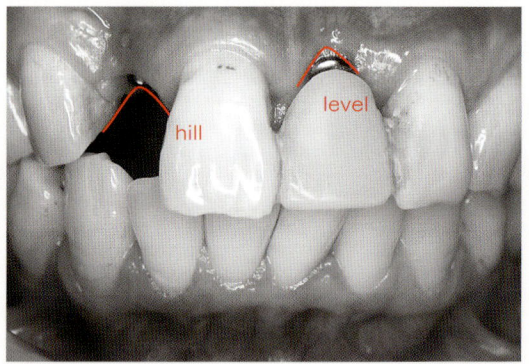

図L　垂直的歯肉レベルは2|部でhillタイプ，そして|1でhillまたはlevelタイプを示している．よって2|はconcave-hill，|1はconcave-hillまたはconcave-levelタイプの歯槽堤ということになる．

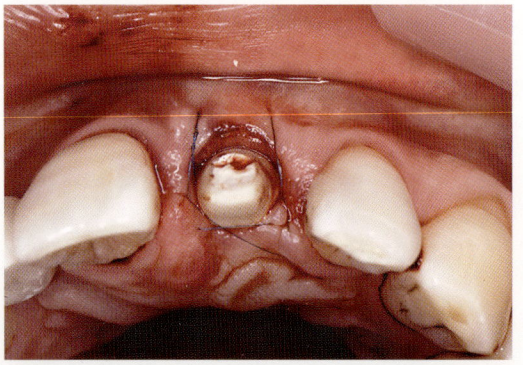

図M　|1部に対し結合組織移植を用いた軟組織増大を行った．

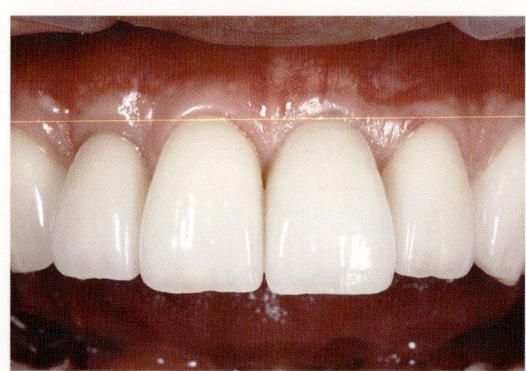

図N　2|1部の軟組織増大後に装着された最終補綴物．

3．基本的診査

1）軟組織増大のための診査

　一般的に，歯周治療を行う際に必要とされる基本的な診査と同様，歯周外科処置にはもう少し詳しい局所的な診査が必要とされる．このことは本著で詳しく解説する内容ではないと思うが，筆者が大切と考える点について述べてみたい．

　軟組織増大の目的は，歯肉レベルのバランスを改善することである．まずこの点において患者が何を希望しているか把握することが重要である．これを主にして方向性を決めていく．そして，その方針に対し必要と思われる処置を決める．そこで，その処置が可能か否かを見極めることが診査である．

　求められる処置において，診査項目の重要性は異なってくるが，表2に挙げたような項目が必要になろう．まず全体の歯肉レベルをチェックする．次にバランスを失っているポイントをみる．歯肉退縮や欠損歯槽堤の状態がそれに当てはまる．そこでその問題点の原因を探るべく，周囲の歯の状態，プロービングデプス，骨レベルなど，歯と歯周組織の状態，欠損部では骨と歯肉の状態を十分に知っておく必要がある．

　そして筆者がもっとも難しい判断と考える点が歯肉のバイオタイプである．一般的に thin-scallop type と thick-flat type で語られるが基準がわかりにくい．筆者の考えでは術者の観察による臨床的経験から判断しているところが多くあるように思う．もっとも，2つのタイプは単純に考えて歯肉が薄い・厚いという内容だが，その厚みは何でつくられていて，それがなぜ重要なのかを考えておかなくてはならない．

　歯肉の厚みは，主にコラーゲン繊維の量がその決め手になっていると考える．そして基質であるコラーゲン繊維のなかには多くの血管神経が存在している．血管が豊富にあることは免疫的に高い能力をもっていると単純に考えられる．よって薄い歯肉は抵抗力が少ない歯肉といえ外科処置には基本的に向かないわけである．よって薄く抵抗力が少なそうな歯肉タイプでないかどうかを見極めることが重要となる．

　このようにさまざまな要因から，手術部位の診査・評価をし，治療内容を決定する．十分な診査のないまま手術に臨むことは，術中に起こりうる想定外のトラブルを引き起こす原因となる．緻密な診査こそが安全な手術への一歩である．

2）手術のイメージづくり（図 O～Q）

　審美修復治療のための歯周形成外科は，修復物の形態のイメージがつくれないと成功しない．つまり，外科医はその患者に適応される修復治療を十分理解する必要がある．また，補綴医も手術内容を理解し手術の結果をイメージできていなければならない．これは，一般的にインターディシプリナリーア

表2　軟組織増大のための診査項目．

- 歯肉レベルのバランス
  - 水平的
  - 垂直的
- 局所的診査
- エックス線診査
- 咬合診査
- 歯-歯列の診査
- プロービング
- 患歯の動揺
- 欠損の大きさ
- 歯肉のバイオタイプ

PART 1　診断編

手術のイメージづくりに重要な3要素

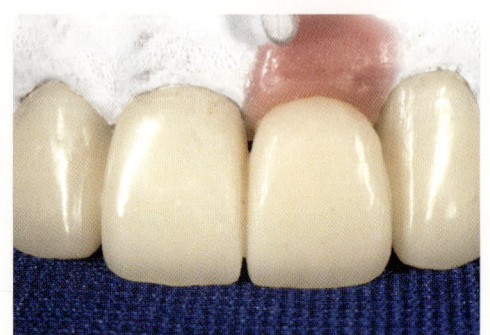
図 O　ワックスアップ．

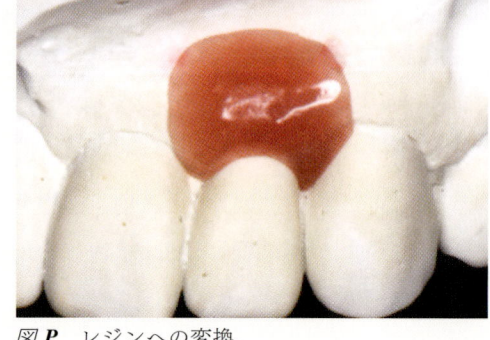
図 P　レジンへの変換．

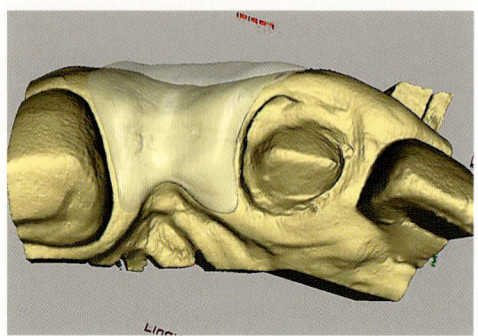
図 Q　3Dソフトのイメージ．

プローチと呼ばれる治療体系である．この体系をなくして，本書で示すような，審美的な歯肉形態の獲得や軟組織の増大は不可能であると筆者は考えている．

　まず外科医と補綴医は十分なディスカッションをし，実際どのような手術を完成させるのか，またそのうえに装着される修復物は実際どのような形態になるのかといったイメージを術前につくる．次に，その内容を患者に説明し同意を得なければならない．その際に用いられるのは一般的にワックスアップ法と呼ばれるものである．これは，従来補綴医が診断用ワックスアップといった形で行ってきているものであるが，従来のものはそのなかに外科処置の可能性を組み込んでいない．筆者の考えるワックスアップとは，診断の結果できあがった治療計画を確認する作業のことである．

　まず，外科処置を必要とする部位のワックスアップを行い，そのうえの修復物のワックスアップを行う．ワックスアップを評価し治療計画が決定したら，外科処置において具体的に必要と思われる工程を整理していく．そしてこのとき，必要であればワックス部分をレジンに置き換えてみると，欠損部分であれば再建の必要量が計測できる．

　また，筆者はこの部分を細かくイメージするためにコンピュータ上で3Dシミュレーションソフトを使用し豊富なイメージづくりに努めている．

①ワックスアップ
②レジンへの変換
③3Dソフトのイメージ

PART 2

切開・剥離・縫合の基本編

ペリオドンタル・マイクロサージェリーの基本概念
1. 切開の基本
2. 剥離の基本
3. 結合組織採取のための剥離
4. 縫合の基本
5. 拡大図でみる geometric suture の基本手技

ペリオドンタル・マイクロサージェリーの基本概念

　一般的に，ペリオドンタル・マイクロサージェリーとは拡大視野下で行う歯周形成手術を指す[6〜12]．拡大システムを用いる意味には大別して2つの意図がある．1つは視力の衰えを補う目的，もう1つが肉眼ではみえない部分・細部をみる目的である．本書においては，後者の目的を指している．肉眼ではみえにくい細部をより正確に把握し，精密な処置をすることでより速く，審美的な治癒，および安定した予後の期待を目的とするものがペリオドンタル・マイクロサージェリーである[13〜22]．したがって，従来の歯周外科治療の基本術式とは異なる部分があってしかるべきといえる．

　ここでは，筆者が一般的な歯周外科治療のテクニックとして学んだ術式に，ペリオドンタル・マイクロサージェリーならではの概念を組み込んだ基本術式を述べる．

1. 切開の基本

　切開には，大きく2つの要素がある．1つは，メスの入れ方と進め方．もう1つは，切開線の設計である．これらは外科処置の成否を左右する非常に大きな要素といえる．

　外科手術を計画する際，第一に考えるのはその手術の目的である．そして手術を成功させるために必要な切開線を設計しなくてはならない．術者がそれぞれ理論を構築し，決められるべきものであると考える．

1) 垂直切開と斜切開

　一般的に，切開は口腔粘膜表面に対するメスの角度によって垂直切開と斜切開に分けられる．基本的に切開は口腔粘膜表面に垂直に行う．なぜならば，切開表面は縫合という作業によって正確に合わせられるべきものだからである．90°の角度で切開しつくられた粘膜弁であれば弁を戻した際，ぶつかり合わさる部分（バットジョイント）で単純に縫合できるからである．

　一方，斜切開を行った場合，非常に薄くなった部分の組織は傷つきやすく壊死しやすい．さらに縫合の際，弁を元の位置で正確に縫合するのが難しい．つまり弁を引っ張ってきた際に止まらずに滑ってしまう（スリップジョイント）という欠点がある．斜切開を使用する際，術者が考えることは保証である．つまり縫合を失敗した際，大きな代償を払わなくても済むようにしなければならない．これは，選択した切開設計では良質な縫合が困難と考える場合，1つの逃げ道として考えることが多いように筆者は考えている．

切開・剥離・縫合の基本

①単純な切開，縫合の場合

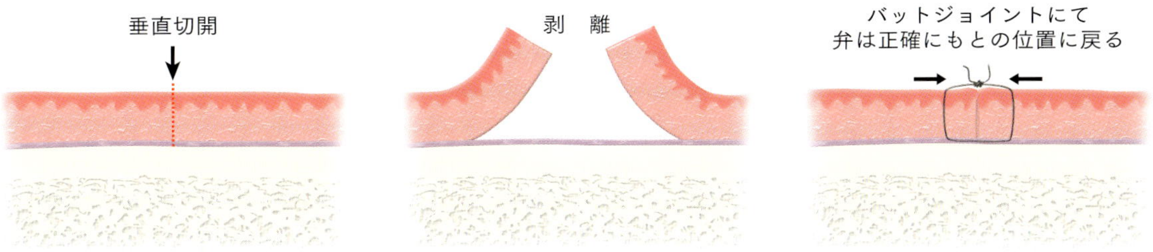

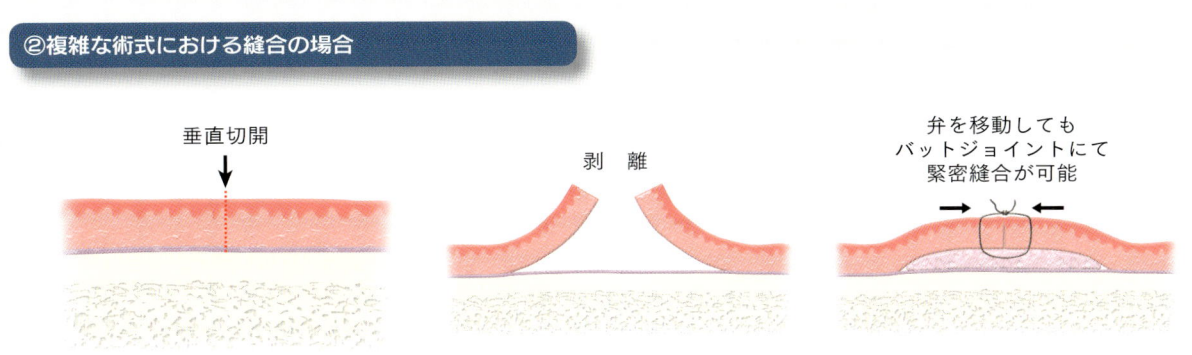

図 *A*　もっとも基本的な切開・剥離であり，確実に創面を縫合によって閉鎖できる．

②複雑な術式における縫合の場合

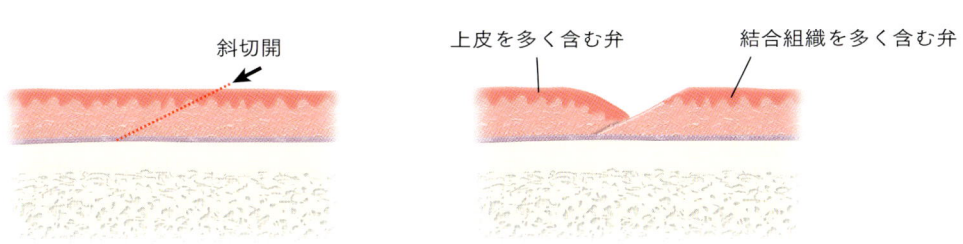

図 *B*　結合組織移植や骨移植の際も弁を移動することで確実にバットジョイントにて縫合ができる．

③弁にて完全に創傷が覆えない場合

図 *C*　弁を元の位置に戻せなくても，骨面あるいは骨膜面を露出させなくて済む可能性があると考えた場合，このような切開を計画することがある．しかし，この場合，結合組織を多く含む弁と，上皮を多く含む弁の2つの弁に分かれる．結合組織を多く含む弁は，たとえ創傷部が露出していても治癒の際に元に戻ることが考えられる．一方，上皮を多く残した弁は，上皮の薄い部分はなくなってしまうと考えておいたほうがよい．外科的侵襲に弱い乳頭部やインプラント間部組織においては縫合後に期待にそぐわぬ結果をだすことも考えられる．よって，より安全な方法として，このような部位にはときに斜切開を使い，大半に乳頭組織を口蓋側に残すことがある．

PART 2　切開・剥離・縫合の基本編

弁にて完全に創傷が覆えない場合の対応法

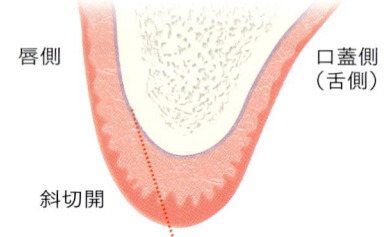

唇側　口蓋側（舌側）

斜切開

図**D**　唇側の弁は斜切開を用いて薄く形成する．一方，口蓋側（舌側）には厚い弁が残り，この部分は非常に抵抗力のあるものとなる．仮に後の縫合が失敗に終わっても，乳頭を失うような結果にはつながらない．筆者はインプラント二次手術などにこの手法を用いることが多い．

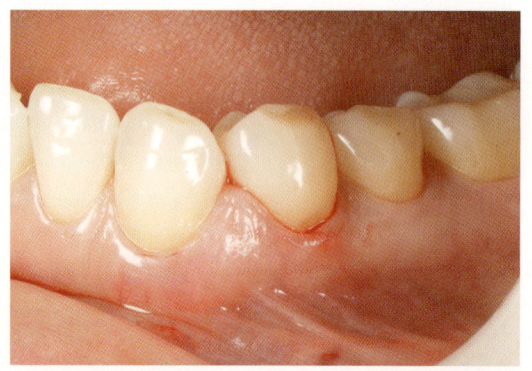

図**E**　術前．|3部には6mmの歯周ポケットを認めた．

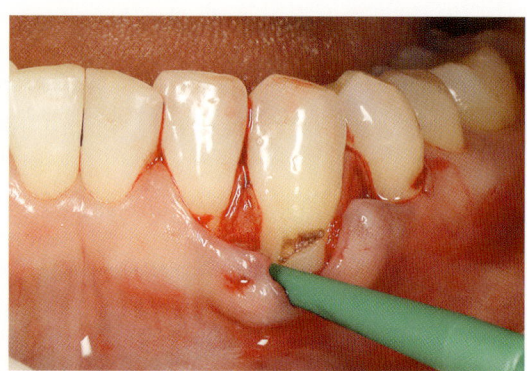

図**F**　フラップ形成時．乳頭部がほとんど残っている．

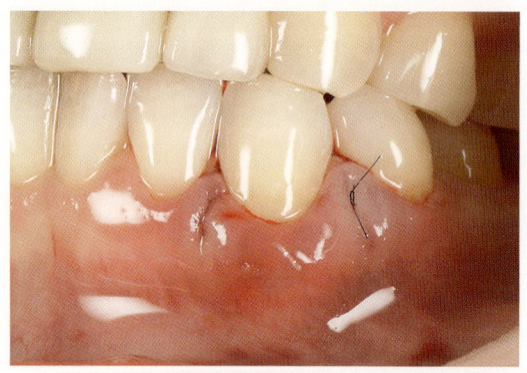

図**G**　縫合は懸垂縫合を用いた．

|3部にオープンフラップテクニックを適応している．このような審美領域において唇側のみフラップを形成する場合は，乳頭部の切開は斜切開にて薄く形成していく．この切開は確実に乳頭を維持することができる．

切開線の設計において考慮する要因

- 術野の獲得
- 血液循環
- 縫合の可否
- 縫合の安全性
- 術後の審美性

2．剥離の基本

　歯肉‐歯槽粘膜の剥離は大別して，骨膜を含む剥離（full thickness flap：全層弁）と骨膜を含まない歯肉‐歯槽粘膜の剥離（partial thickness flap：部分層弁）がある．これらは目的に応じて使い分けられるが，基本的に全層弁は骨に対する処置が必要な場合に用い，軟組織への処置は部分層弁を使用する．よって本書において全層弁の手技は割愛する．

1）部分層弁（図 H）

　一般的に，軟組織の形成・再建を行う場合，歯肉弁は部分層弁を用いる．とくに結合組織移植を用いた歯肉再建手術においては受容側，供給側ともに部分層弁を用いる．それは移植術後に起こる治癒の過程を考慮すると全層弁が適さないためである．

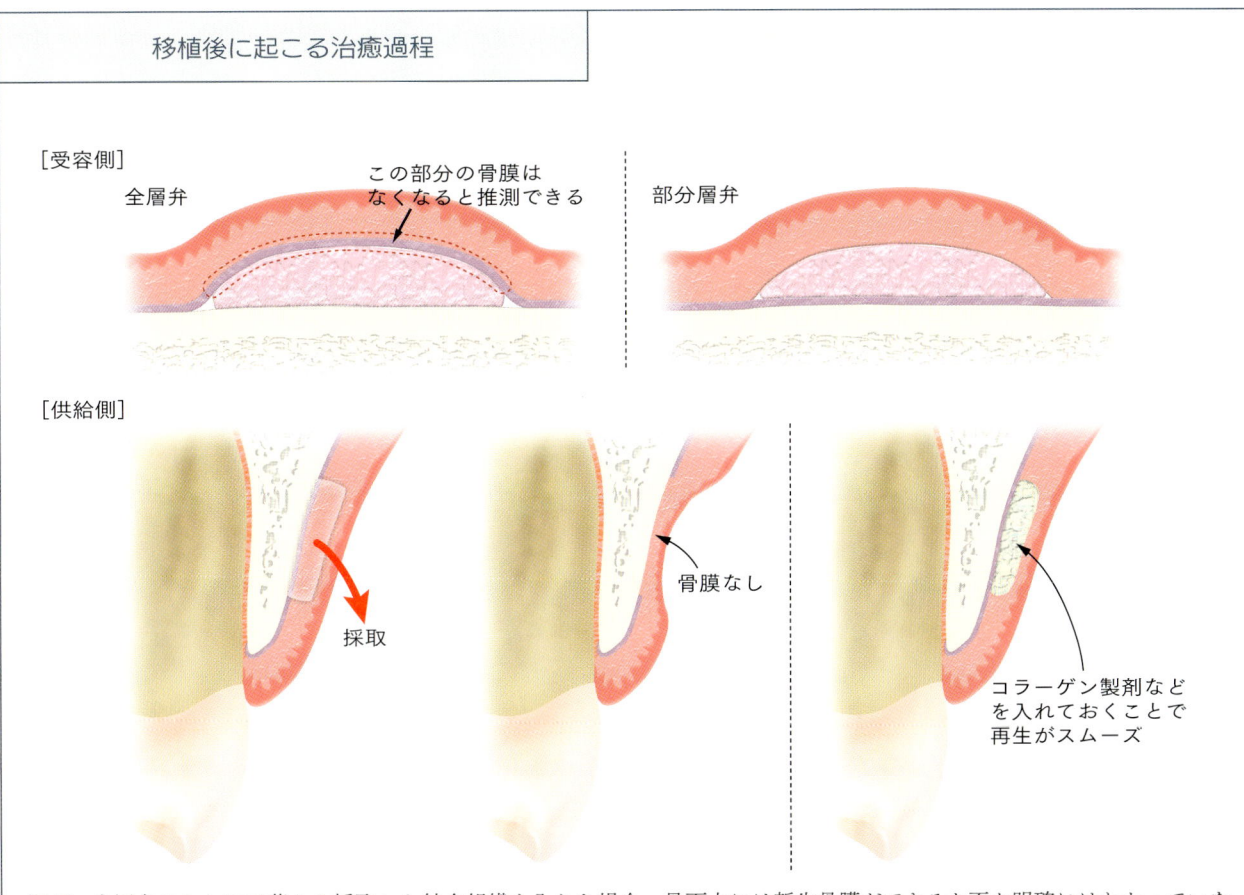

図 H　全層弁のなかに口蓋から採取した結合組織を入れた場合，骨面上には新生骨膜ができるか否か明確にはわかっていない．そして，移植片（結合組織）の上に位置した骨膜は居場所を失い吸収されると推測できる．おそらく，このような不自然な状態をつくった手術においては治癒がスムーズに行われず，安定した状態になるまでは時間がかかるものと思われる．一方，部分層弁を形成し骨膜の上部に置かれた移植弁は同様の環境下に置かれるため，スムーズな治癒をすると推測する．

2）部分層弁の手技

①オープンフラップの形成（図 I～K）

歯周外科治療でもっとも頻繁に使われる術式はオープンフラップであろう．一般的に，比較的先端の細い#15Cなどのメスによって行われるが，ペリオドンタル・マイクロサージェリーではマイクロブレードを用いてていねいに歯肉溝切開，乳頭部の切開を行い，ゆっくりとマイクロブレードを骨膜上を這うように注意深く進めていく．ときに，一般外科では剥離にハサミを使用する手技も行われるが，筆者がペリオドンタル・マイクロサージェリーでハサミを使用する際は，創面のトリミングに使用しており，オープンフラップの際は弁の内面および歯槽堤部の創面のトリミングに用いている．

オープンフラップの形成のポイント

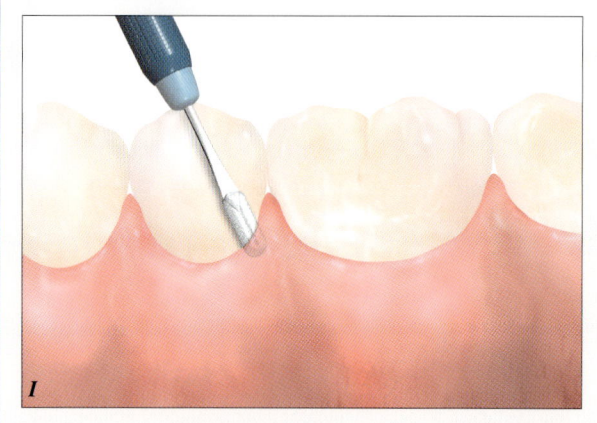

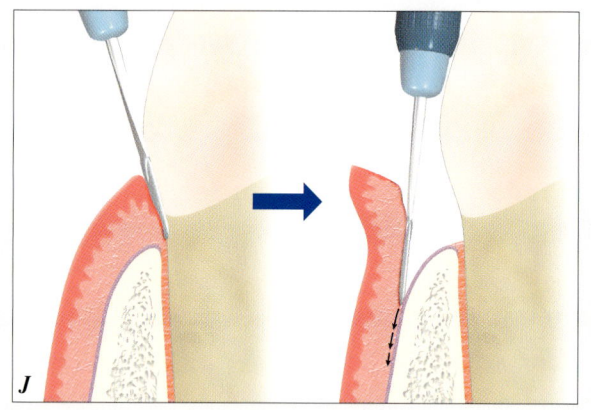

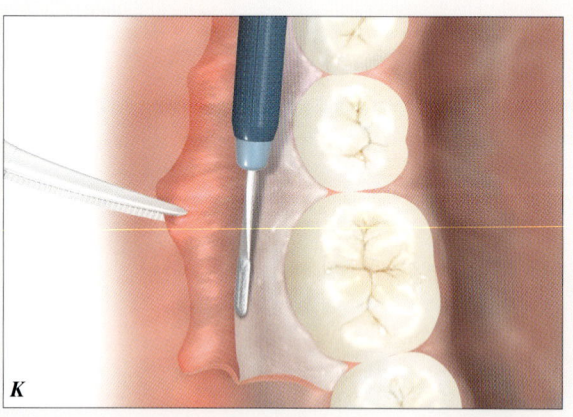

図 I～K ていねいに骨頂部からアプローチをする．骨に触れたら，メスを押し付けず軽いタッチで骨面に沿って粘膜を切開，剥離していく．メスは一方向になぞるように動かしてダメージの少ない歯肉弁の形成を行う．十分な範囲の歯肉弁ができあがった後，弁の内面をトリミングする．

②エンベロープフラップの形成（図L〜O）

エンベロープフラップもオープンフラップ同様，部分層弁を用いる．エンベロープフラップは非常に繊細な手技のため，ペリオドンタル・マイクロサージェリーにはうってつけの術式であるといえよう．

エンベロープフラップは歯肉溝のみからのアプローチで歯肉弁を袋上に形成する手技である．アプローチの方向が限られているため，逆に歯肉弁を傷付けやすいという欠点もあるが，フラップを開いていないため縫合を簡単にし，移植術としては非常に安定した状態をつくりあげることができる．

エンベロープフラップの形成のポイント

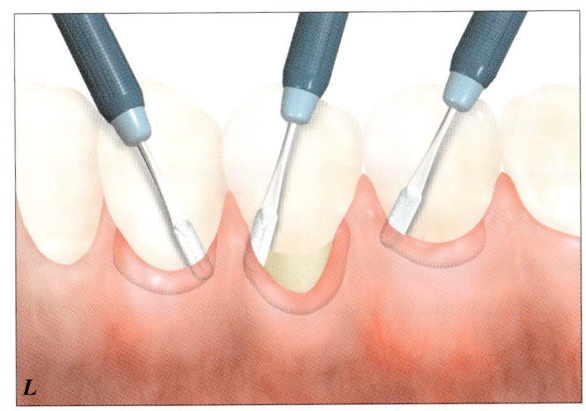

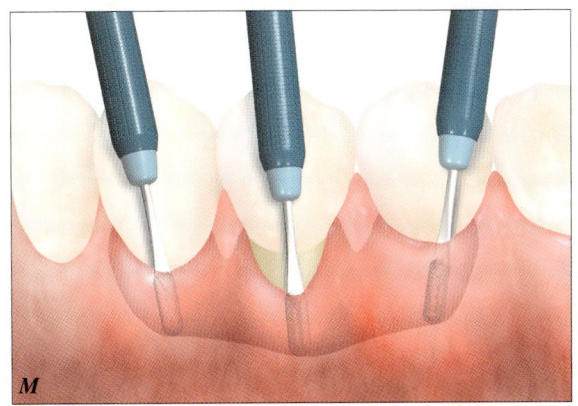

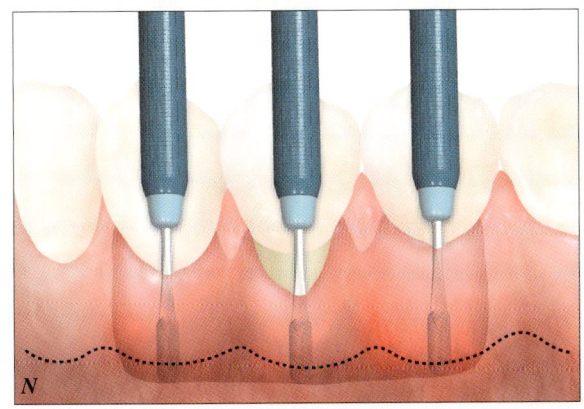

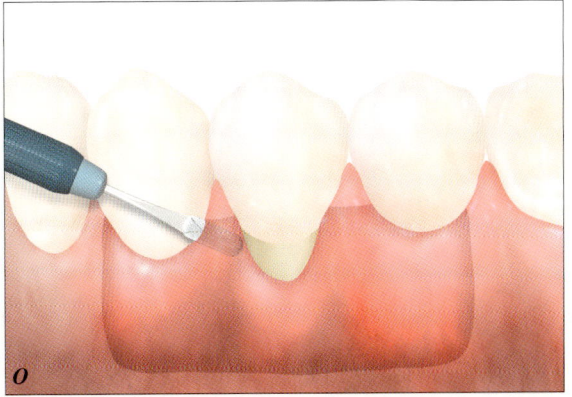

図L〜O 歯肉溝から徐々に根尖側へブレードを進める．すぐに歯槽骨頂にぶつかるが，骨頂部の骨が厚い場合などは注意深く骨面に沿ってデリケートなタッチで骨頂部を乗り越えて剥離をしていく．さらに歯槽部は平坦ではなく隆起しているケースが多いため，水平的に徐々にブレードを進めていく．垂直的に一部分にブレードを進めるのは穿孔の原因となるので注意が必要である．また乳頭部の剥離はとくに慎重に行う．この部分は歯肉溝からのアプローチで唯一歯冠側にブレードを進めていくことから，ブレードを滑らせたりするとそのまま乳頭を切開してしまいオープンフラップになってしまいかねないからである．いつもブレードを滑らせない意識で，細かくブレードを動かしていくことが必要不可欠である．

3. 結合組織採取のための剥離

　一般的に，結合組織の採取は口蓋粘膜より行われる．例外的に移植部付近に十分な厚みと大きさの結合組織が採取できる環境があればその部位からの採取も可能であるが，ここでは口蓋粘膜からの結合組織採取の切開・剥離について解説する．

1）上皮を含んだ結合組織の採取

　上皮を含んだ結合組織片は，主に角化歯肉の再建のために用いられる．一般的に，口蓋の粘膜の上皮層は唇頬側の上皮層より厚いため，より強固な角化歯肉を唇頬側に再建できるからである．

　しかし，口蓋と唇頬側の角化歯肉は色調に違いがあることから，審美性を要求される前歯部，とくに上顎前歯への使用は避けたほうがよいと考える．

■ 上皮を含んだ結合組織の採取のポイント

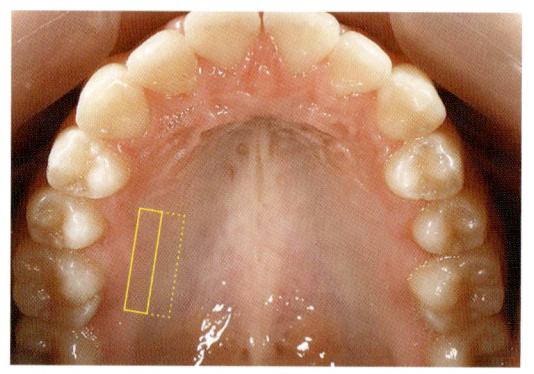

　歯肉縁から4mm程度歯槽骨の裏打ちがある部位に，歯肉表面に垂直に水平切開を入れる（①）．残したい上皮の幅に，一次切開と平行に約1.5mmの深さに二次切開を入れる（②）．二次切開部から一様の厚みを維持しながら三次切開を行う（③）．次に四次切開を三次切開と平行もしくは骨に沿って行う（④）．最後に三次切開と四次切開をつなぐ五次切開を，水平・垂直に加え組織片を取り出す（⑤）．

図 P-1　一般的に犬歯から第二大臼歯部に至る範囲で骨の裏打ちのある部分から結合組織を採取する．

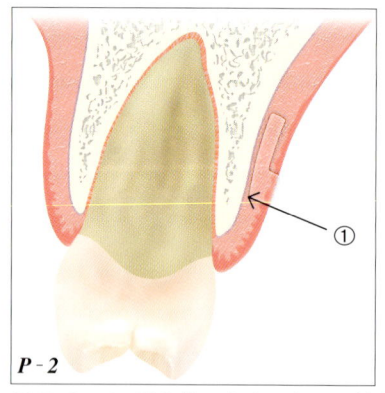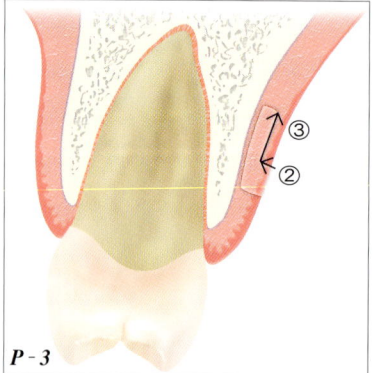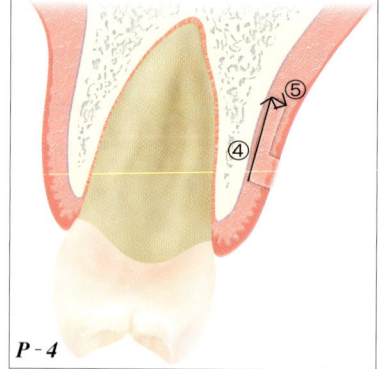

図 P-2～4　部分的に上皮を含んだ結合組織の採取．

2）上皮を含まない結合組織の採取

　審美領域においては上皮だけ取り除いた結合組織のみが使用されることが多い．しかしその採取は，上皮付きのものよりも困難であるといえる．結合組織のみを採取する場合，上皮はそのまま口蓋側に残しておく方法がとられる．なぜなら，上皮付きの結合組織を採取後にその上皮のみを取り除くのは非常に難しいからである．

■ 上皮を含まない結合組織の採取のポイント

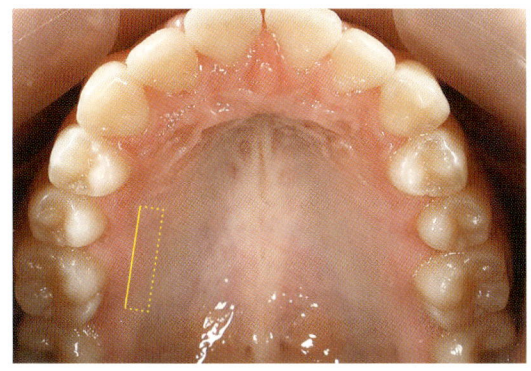

図 Q-1　1本の水平切開から結合組織のみを採取する．

　歯肉縁から4mm程度根尖寄りの歯槽骨の裏打ちのある部位に歯肉表面に垂直に水平切開を入れる（①）．二次切開は，一次切開から約1.5mmの厚みで，その厚みを維持するよう歯肉表面に水平に行う（②）．三次切開は，採取したい厚みを計算し，二次切開と平行になるように入れるか，骨表面に沿って行う．日本人の口蓋粘膜は平均的に薄いため，通常は骨膜上を這うような切開になる（③）．最後に二次切開と三次切開をつなぐように四次切開を水平・垂直的に加え，組織片を採取する（④）．

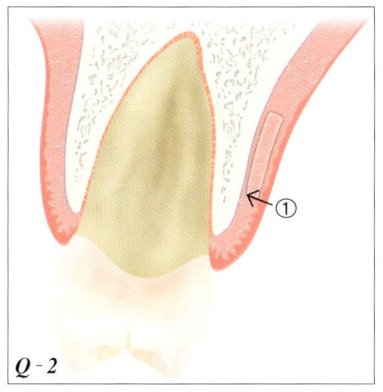 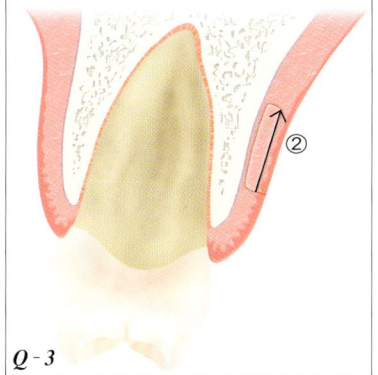 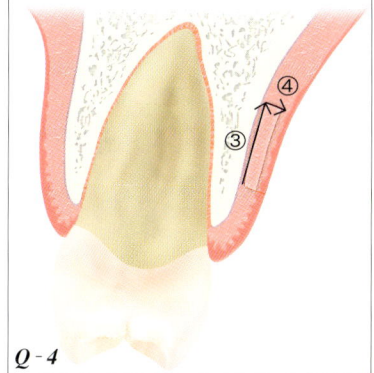

図 Q-2〜4　上皮を含まない結合組織の切開．

4．縫合の基本

縫合には，創面を閉鎖する目的と，歯肉弁を安定・固定する目的がある．完成度の高い外科手術を行うためには，正確かつ精密な縫合が必要となる．そのため，縫合糸・針および持針器などの器具の選択，針の把持の仕方，持針器や鉗子（ティッシュフォーセップス，タイニングフォーセップス）の使い方，縫合術式や結紮法といった多くの要素を考慮しなければならない．非常に多くの種類や方法があるため，ここではペリオドンタル・マイクロサージェリーに特筆して簡単に解説したい．

1）縫合術式と結紮法

縫合術式は，一般的な歯周形成外科手術と何ら変わらない手技を用いる．単純縫合，マットレス縫合，連続縫合，懸垂縫合などが挙げられる．これらを目的に応じて使い分けていく．ここでは縫合術式については詳説しないが，PART 3以降において臨床例で使用した縫合術式を解説する．

縫合においては基本的に"外科結び"といわれる結紮法を用いる．一般的に結紮は，「確実に結ぶ，そしてそれが緩まないこと」を目的とするが，ときに締めすぎてしまうことがあり，意外に多く見受けられる．結紮を強くしすぎると組織に必要以上の力が加わり，貧血状態を引き起こしてしまう．これでは逆に治癒に悪影響を及ぼしてしまう．拡大視野において縫合をみると強く牽引していることが目で確認でき，その調整が可能となる．しかし，われわれが一般的にもっている結紮のイメージ（きっちり結び目をつくり留める）がときにそれを妨げる．そこで筆者はShanelecらの推奨する幾何学的縫合（geometric suture）を多く用いている．

---

geometric suture

一般に，外科結びに代表されるように縫合の際の結び目はしっかりと結ぶ．その点，マイクロサージェリーでは拡大下にて，糸を引きながら結び目をしめていく過程を注意深くみることが可能となる．何を注意深くみるか，それは合わさった弁のテンション（緊密度）である．糸を引きすぎれば，時に弁が強く引き寄せられ，血行障害を起こす原因となりかねない．そこで二重の外科結びをループをみながら糸を引き寄せることで弁が適度な力で合わさっていくことがみてとれる．適度と思われるところで糸を牽引することをやめ，ループを残した状態で縫合を終了する．

このように，縫合糸のテンションを調整しながら行う縫合を，筆者は「geometric suture」と呼んでいる．なお，このような縫合は，弾性のある素材（ナイロン，モノフィラメント系）の縫合糸にのみ適応される．

5. 拡大図でみる geometric suture の基本手技

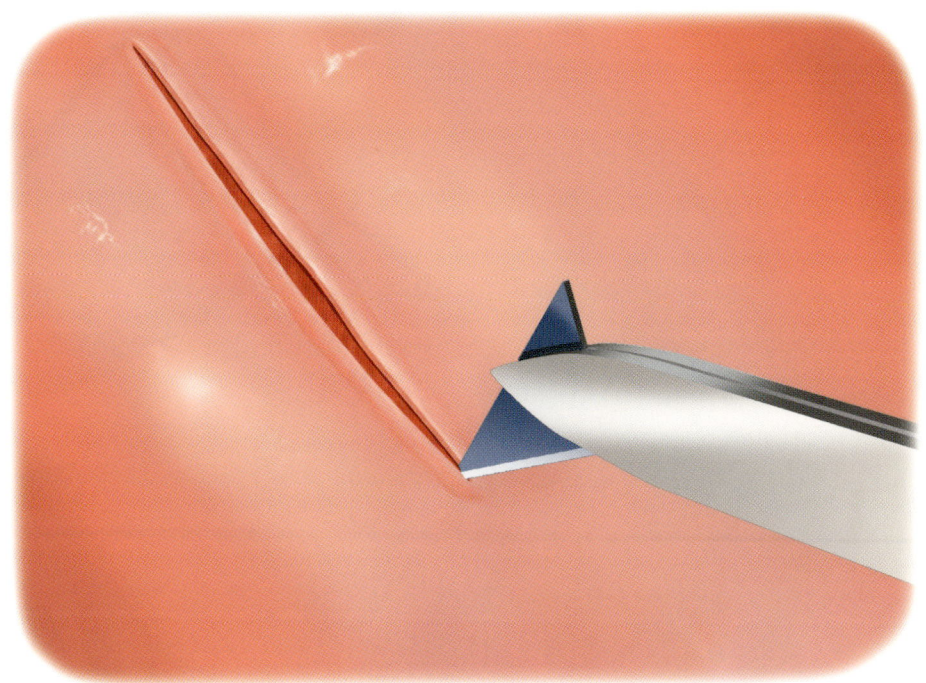

図 *a* 粘膜面に垂直な切開をし,シャープな創面を形成する.

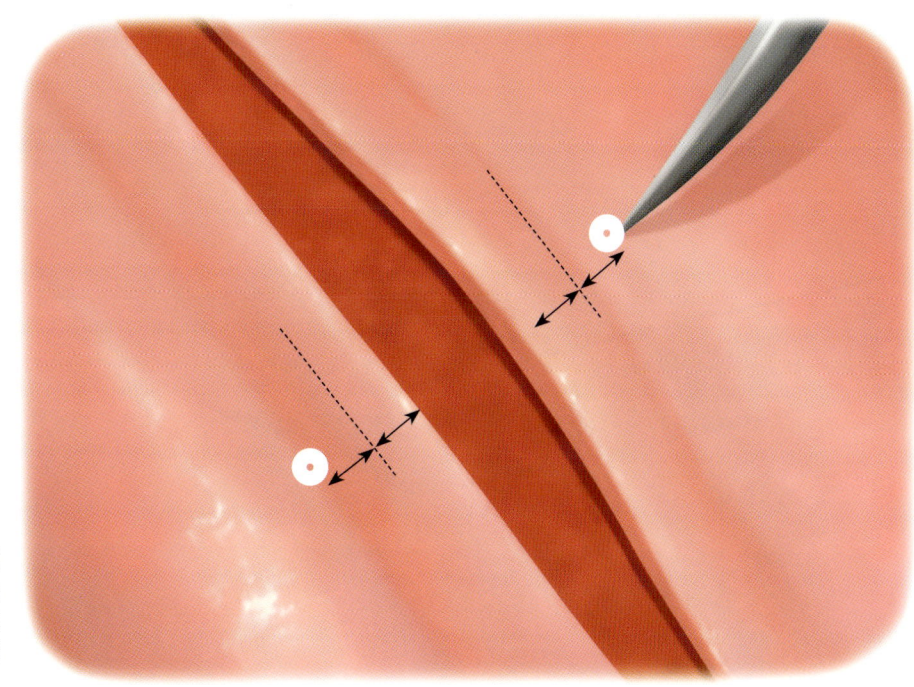

図 *b* 一般的に刺入点は切開線からおよそ針の直径の2倍の位置にとり,2つの刺入点と切開線までの長さは等間隔である.

PART 2　切開・剥離・縫合の基本編

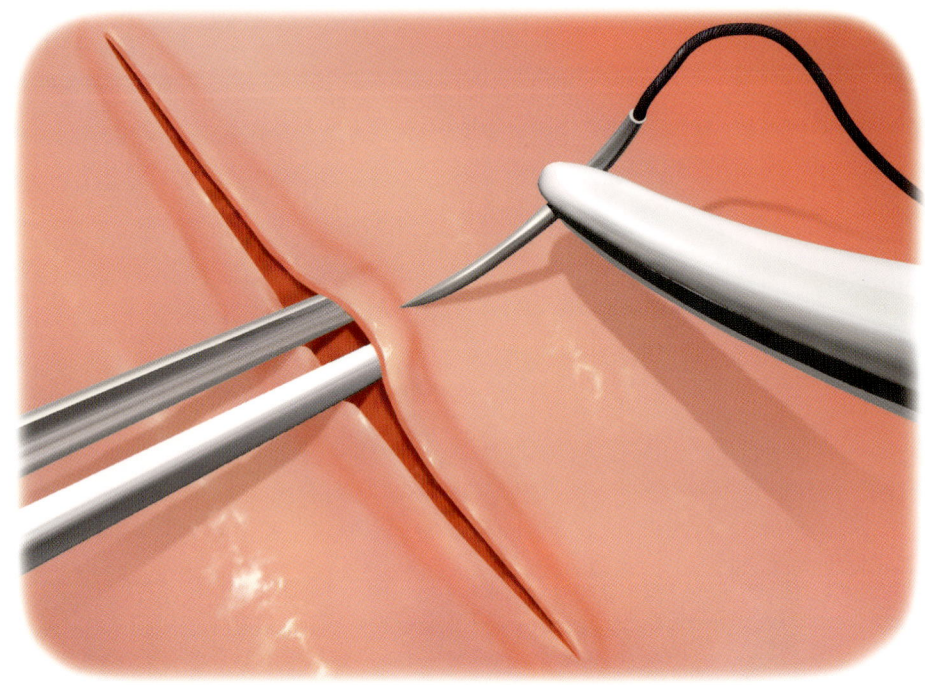

図 c　刺入する位置を的確に捉えるため，刺入点の両側を粘膜弁の裏側からタイニングフォーセプスで支える．

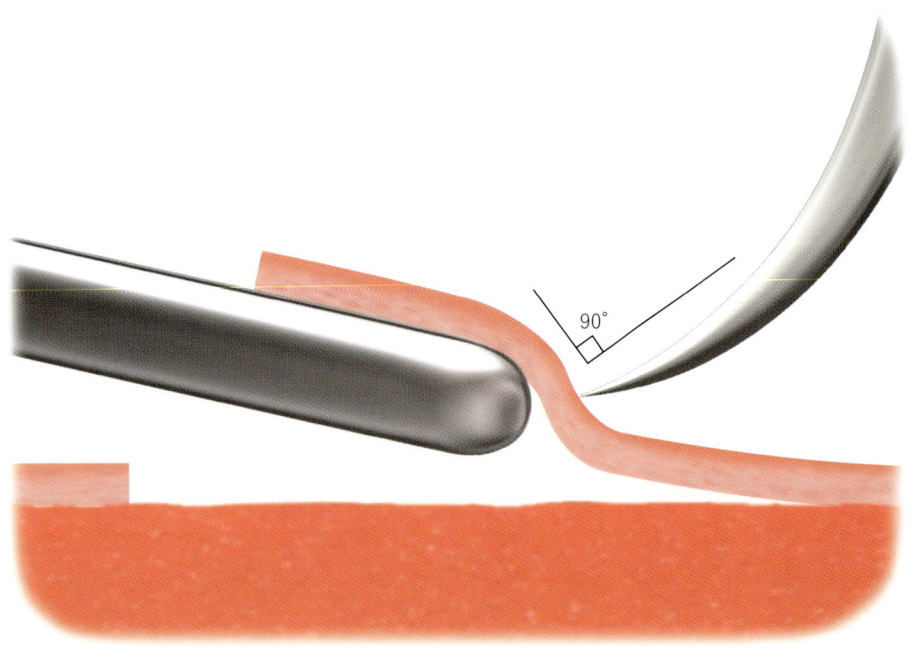

図 d　刺入する際の原則は，粘膜弁の表面に対し90°の角度で行うことである．

拡大図でみる geometric suture の基本手技

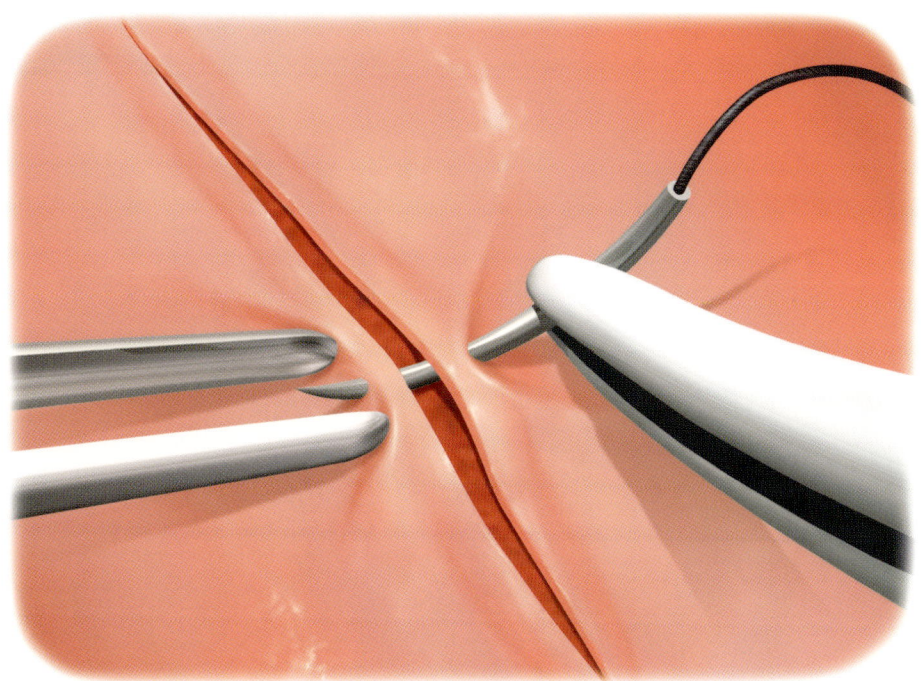

図e 針が粘膜を通過し，針尖を粘膜外に出していく際，その露出点を誘導すべくタイニングフォーセプスで粘膜を軽く押さえる．

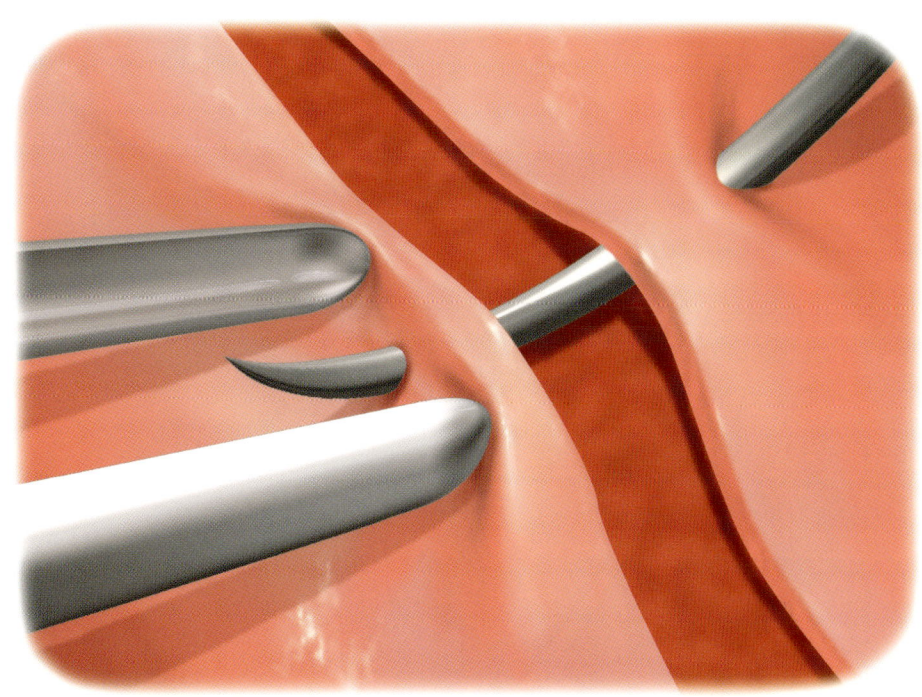

図f 図eをクローズアップしたもの．針尖の露出点は，タイニングフォーセプスの先端の間に位置する．

PART 2　切開・剥離・縫合の基本編

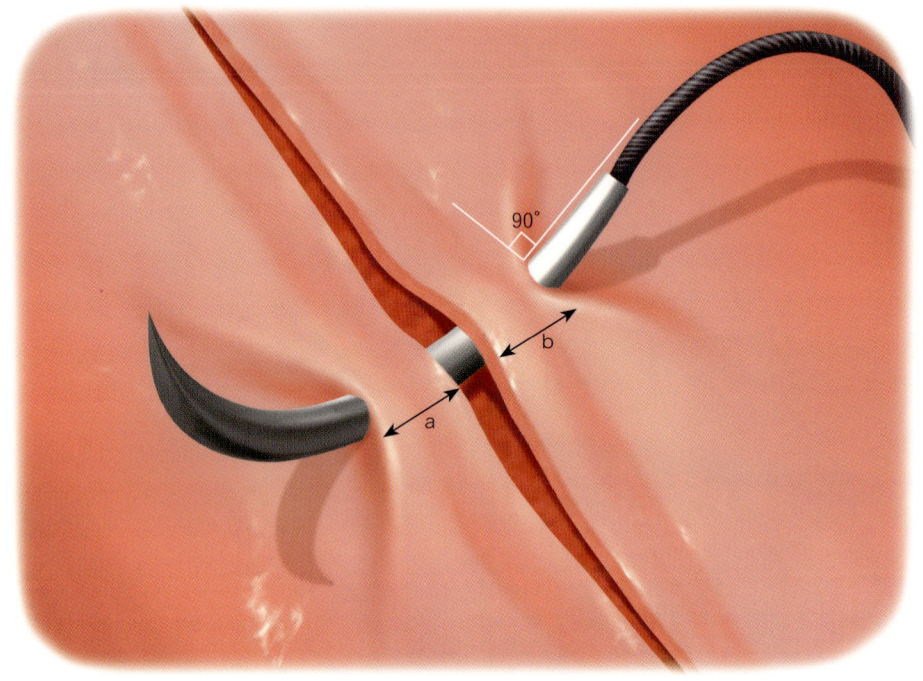

図 **g**　創面と刺入点の間隔は等間隔である(a＝b)．正確な位置に針があるかを確認してから針を抜くようにする．

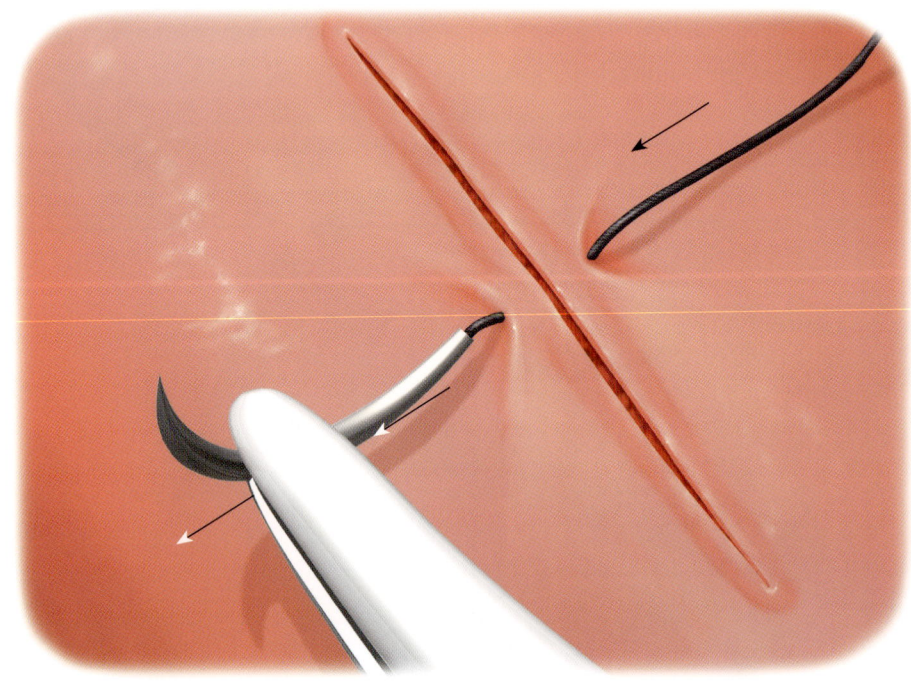

図 **h**　針を引き抜き，縫合糸を引っ張っていく際，粘膜弁にできるだけテンションがかからないように，引いていく方向を考慮する．

拡大図でみる geometric suture の基本手技

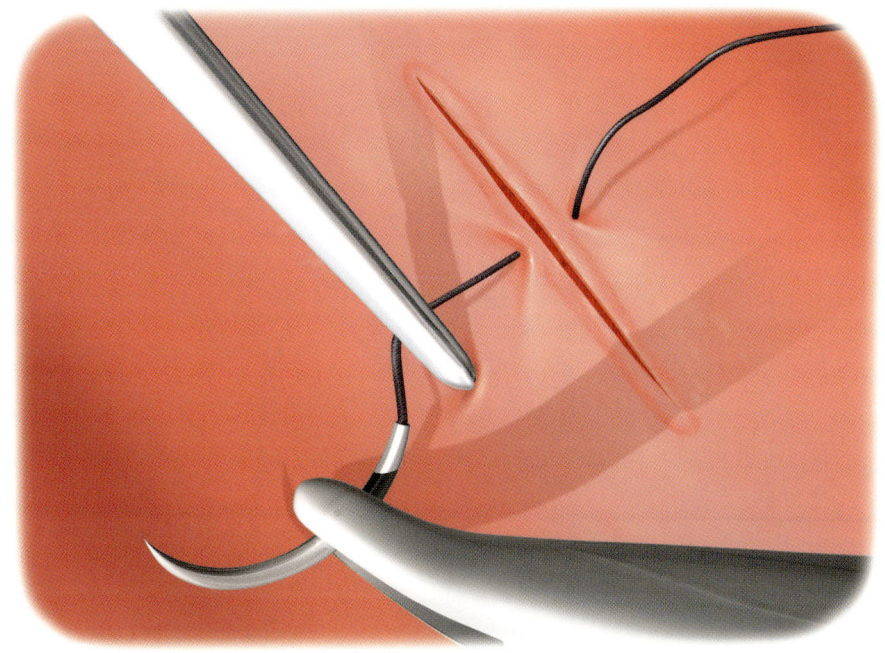

図i 縫合糸を引いていく際のテンションによって粘膜弁が移動したり，または裂けたりしないようにするため，縫合糸を引き抜く側の粘膜弁をタイニングフォーセプスで押さえる．

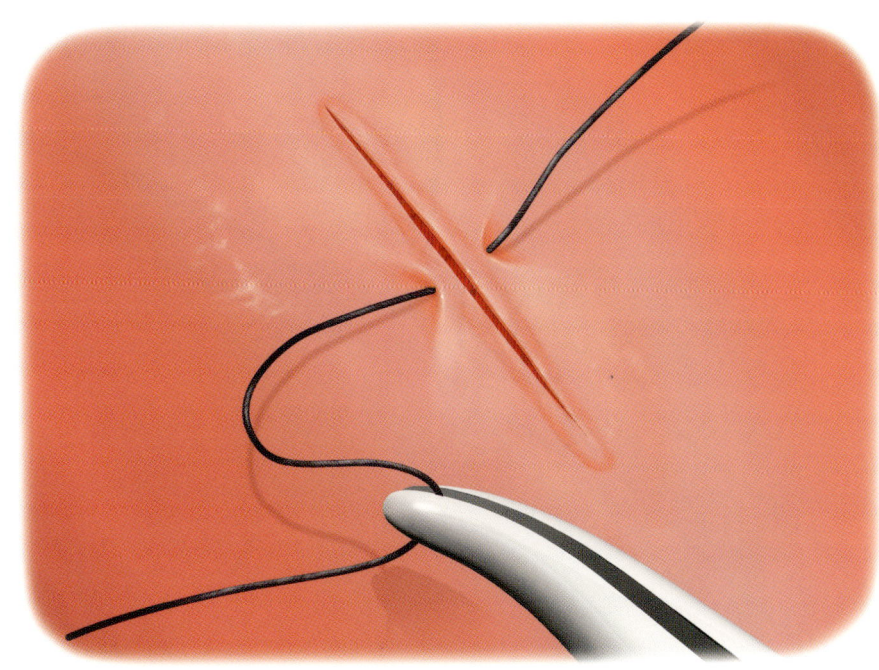

図j 縫合糸の断端が，縫合しやすい長さにくるまで縫合糸をゆっくりと引いていくようにする．

PART 2　切開・剥離・縫合の基本編

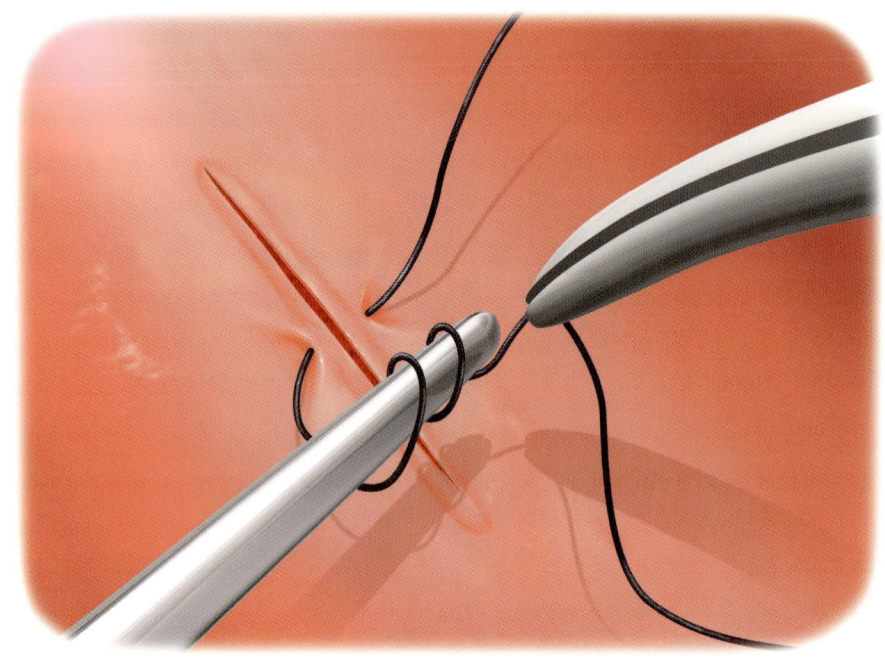

図 *k*　切開線上，すなわち左右に位置する縫合糸の間にタイニングフォーセプスをおき，針の付いているほうの縫合糸をタイニングフォーセプスに上から2回巻きつける．

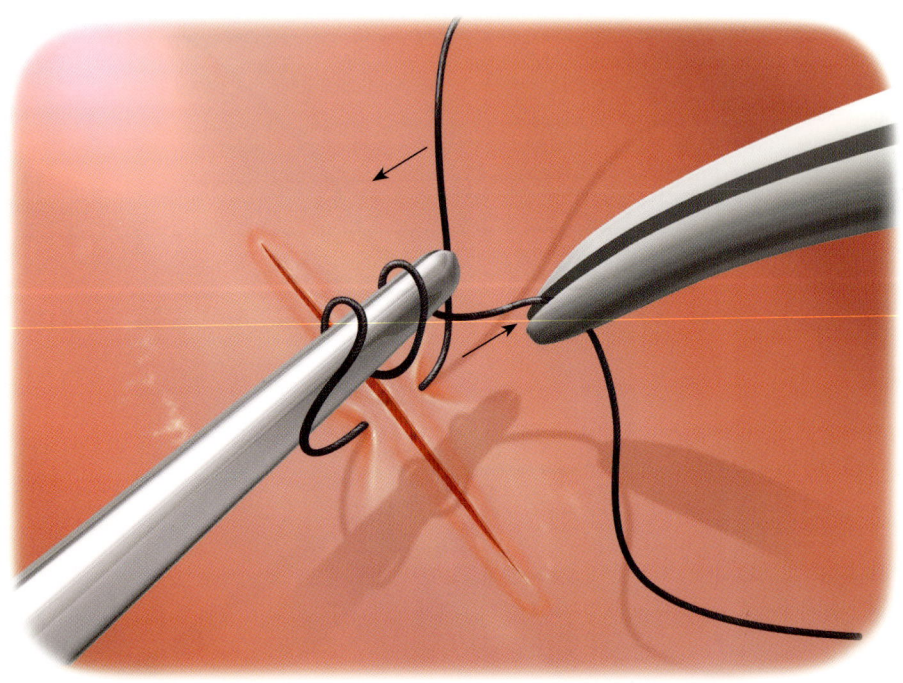

図 *l*　縫合糸の巻きついたタイニングフォーセプスにて，もう一方の縫合糸の端をつかむようにする．

拡大図でみる geometric suture の基本手技

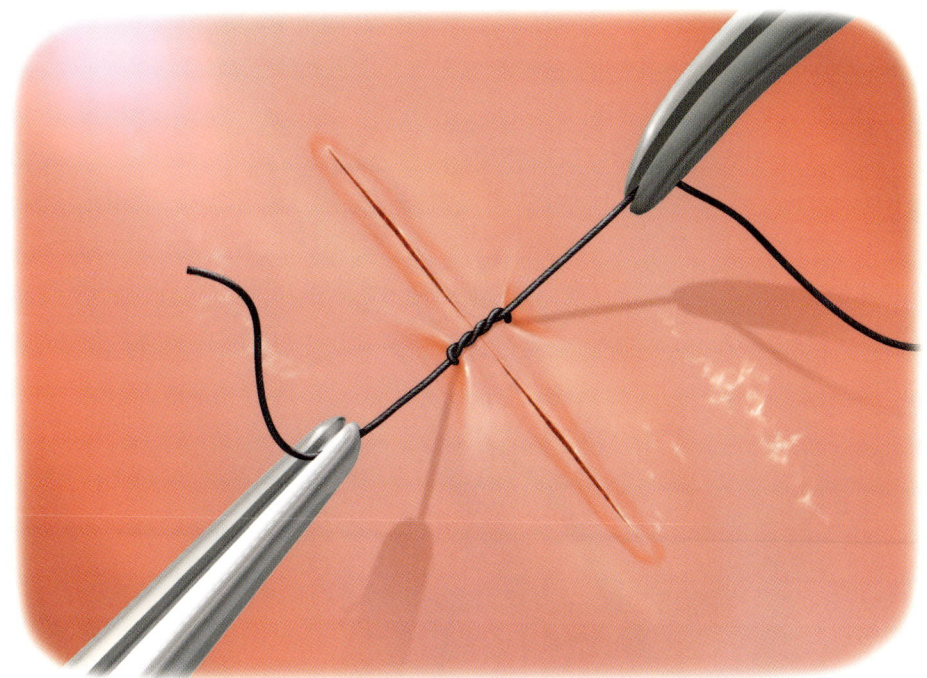

図 m　両方の縫合糸をそれぞれ反対側に引き創面を密着させる．

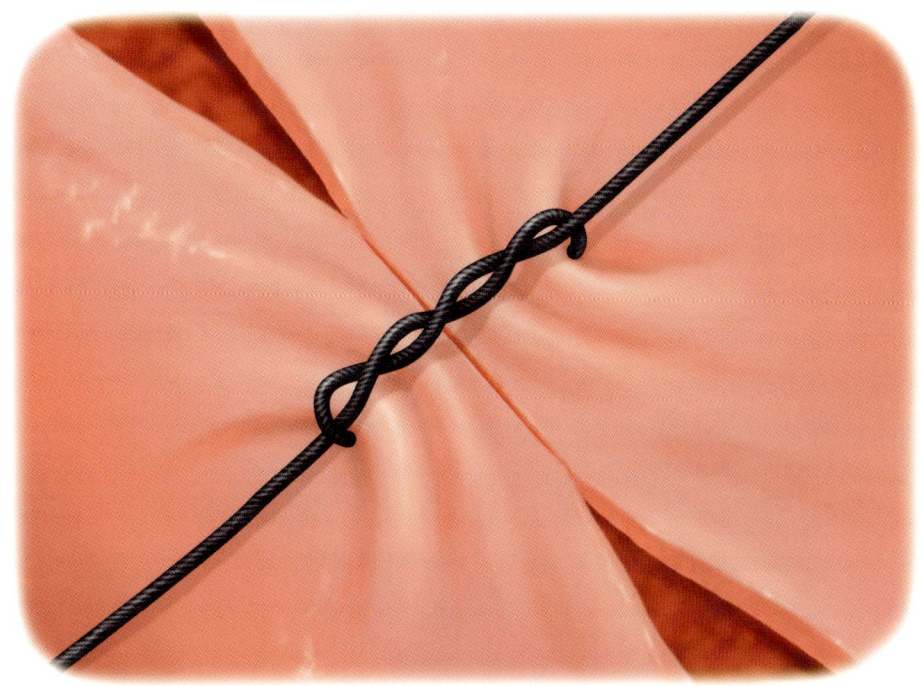

図 n　図 m のクローズアップ．縫合糸がらせん状にきれいに絡まっている．

PART 2　切開・剥離・縫合の基本編

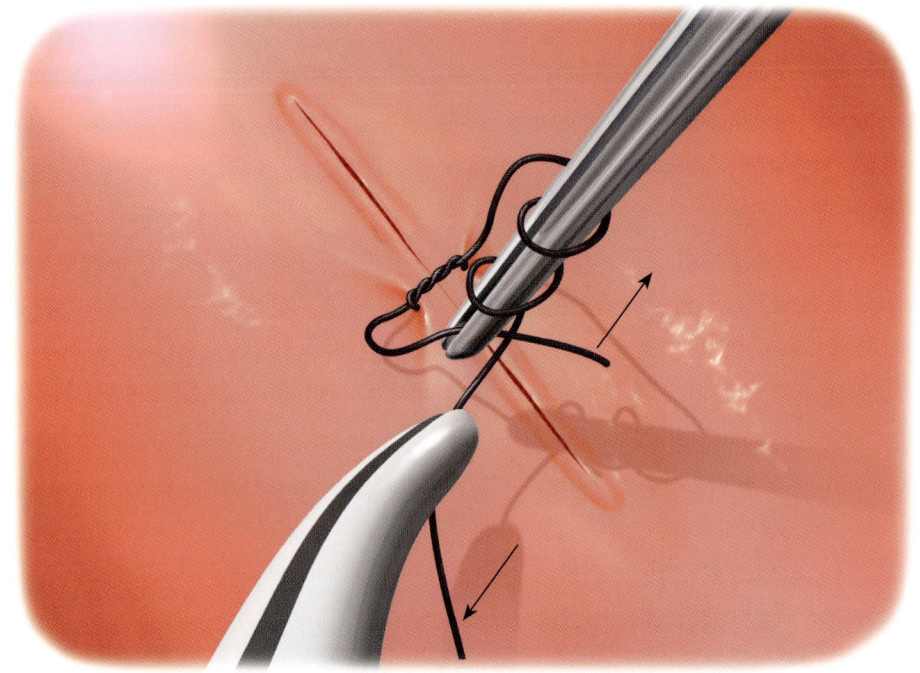

図o　図k~mの作業を繰り返すようにする.

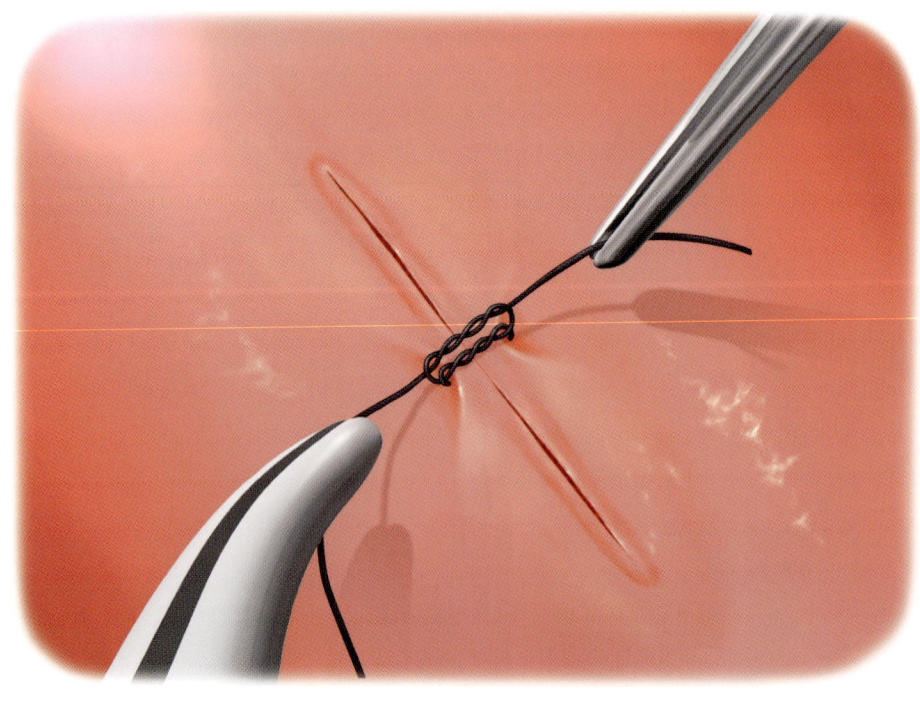

図p　縫合糸を引く際,粘膜弁にテンションがかかりすぎないようにゆっくりと器具を進めていくことが大切である.

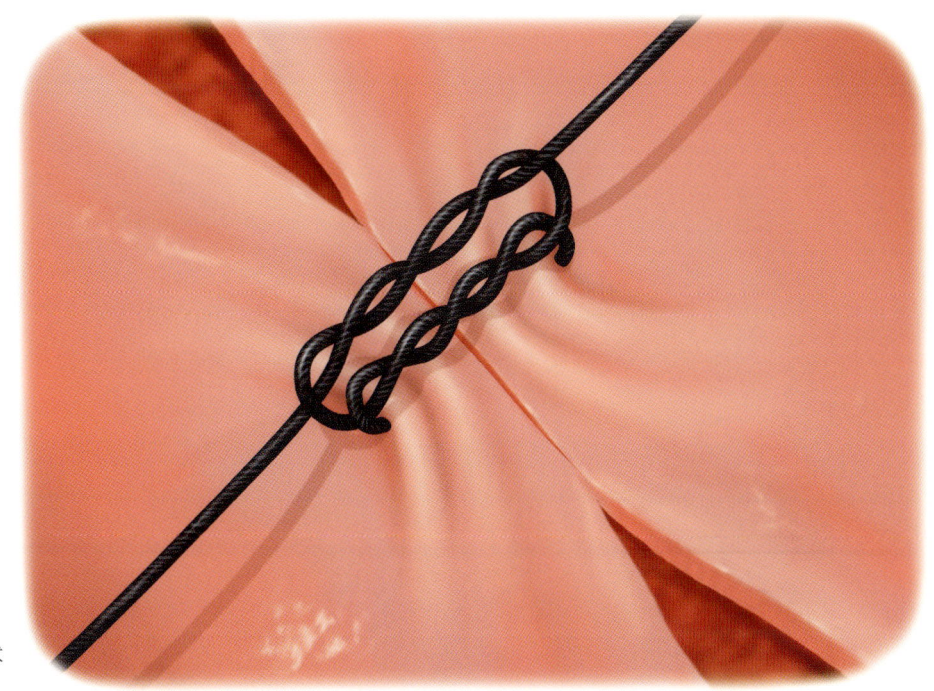

拡大図でみる geometric suture の基本手技

図 q　らせんが2つ重なり，きれいなループを形成した状態が理想的である．

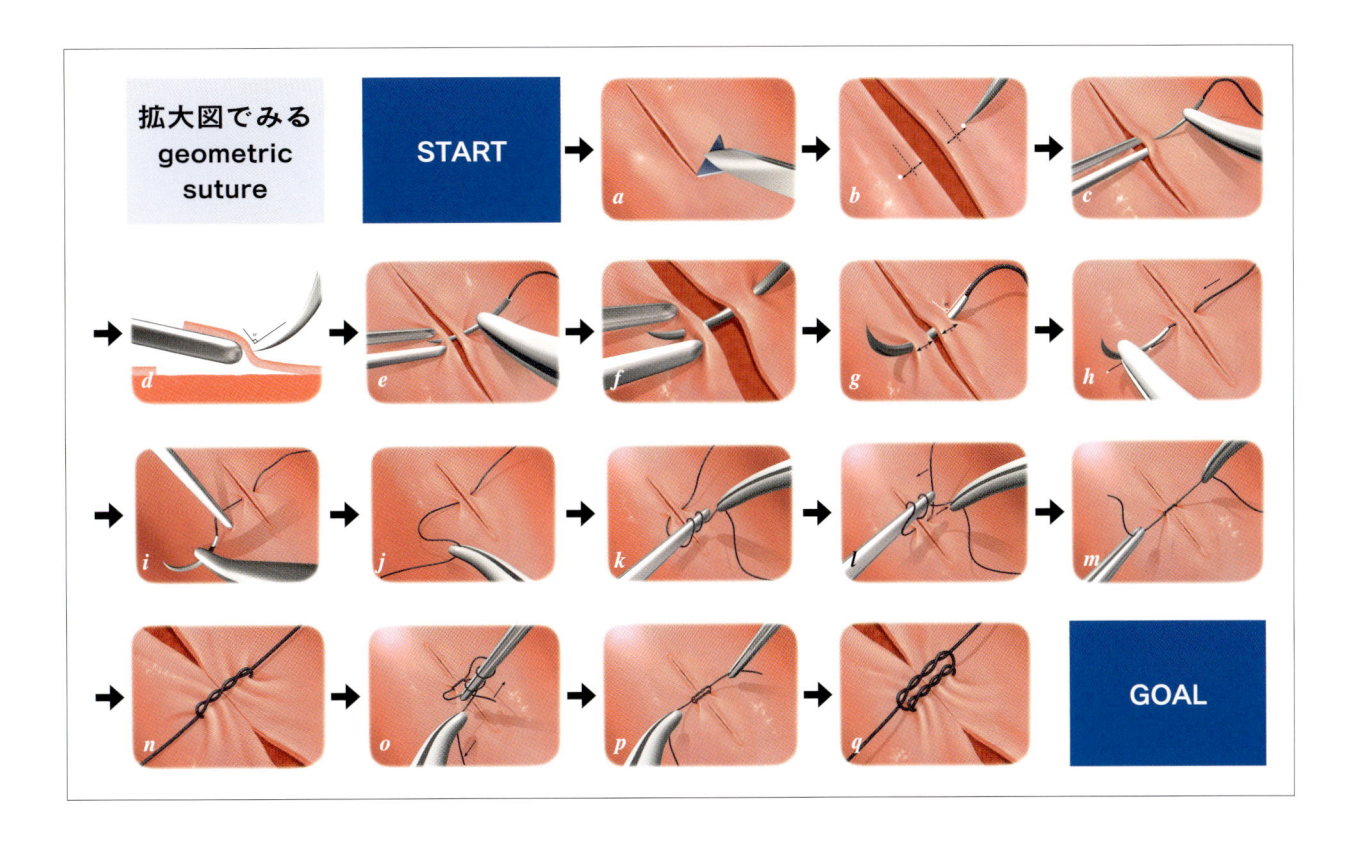

PART 3

臨床実践編:天然歯

根面被覆術:エンベロープテクニックの考え方
根面被覆術:ランガーテクニック変法の考え方
根面被覆術:subpedicle connective tissue graft の考え方
歯槽堤増大術の考え方:基本編
歯槽堤増大術の考え方:応用編① 補綴前処置
歯槽堤増大術の考え方:応用編② 補綴後処置
歯槽堤増大術の考え方:応用編③ 補綴後のリカバリー
歯間乳頭再建術の考え方

PART 3　臨床実践編：天然歯

根面被覆術：エンベロープテクニックの考え方

　エンベロープテクニックは，歯肉溝から部分層弁をつくり，結合組織移植によって根面被覆を行う方法であるが[23,24]，水平および縦切開を加えずに歯間乳頭を残すことができるため，治癒過程がスムースである．しかし，部分層弁の形成に繊細な技術を必要とすること，またランガーテクニックなどに比較してフラップの歯冠側への移動ができないことが欠点とされてきた．マイクロサージェリーではフラップの形成も楽に行え，また広い範囲までフラップを形成することで，2〜3 mm の移動も可能になってくる．これは，移植片への血液供給の点で大きなメリットがあり，術式の完成度をより高める結果となる．

根面被覆術：エンベロープテクニック

■ 術前

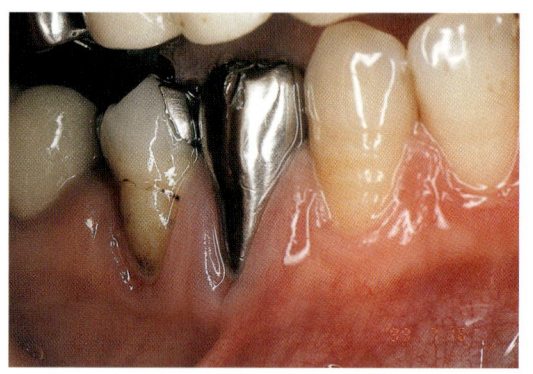

図 1a　術前口腔内所見．5̄ 4̄に不良補綴物が認められる．

図 1b　術前デンタルエックス線写真．

垂直的歯肉ライン	6̄	5̄	4̄	3̄
隣在歯とのバランス		✓	✓	
対称歯とのバランス				

※問題と考える部位を「✓」する

■ 本ケースのポイント

問題点
- 隣接する6̄や3̄との垂直的歯肉レベルにギャップを認める．
- 5̄ 4̄部は歯根面まで修復処置が施され，二次う蝕を認める．

手術の目的と手技
① 前処置として5̄ 4̄部のう蝕処置．
② 4̄の挺出．
③ 前処置終了後，結合組織移植片を用いた根面被覆術をエンベロープテクニックにて行う．

根面被覆術

■ 手術（1999. 10. 1）

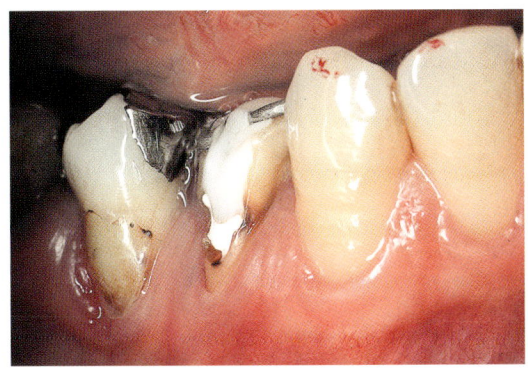

図1c ⌐4 挺出終了時．根面う蝕が進行していたため，挺出を行った．

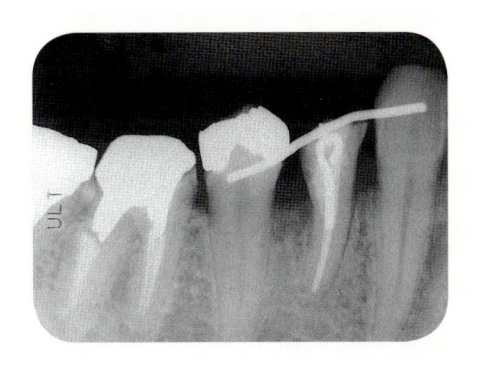

図1d ⌐4 挺出終了時のデンタルエックス線写真．

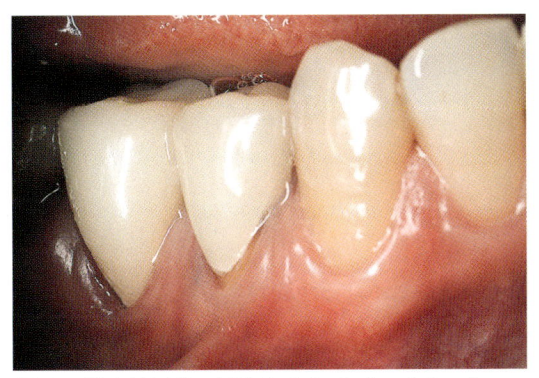

図1e 挺出終了後．固定をかねてプロビジョナルレストレーションを装着する．

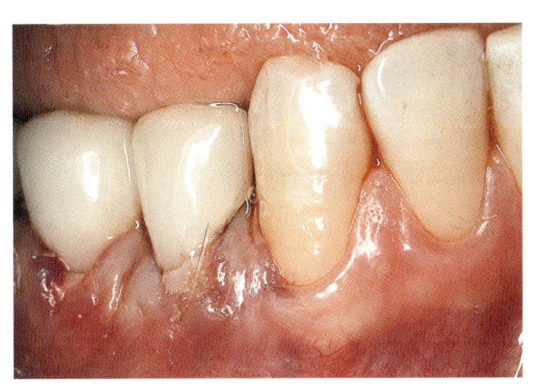

図1f 縫合時．プロビジョナルレストレーションの歯頸部を削除し，歯頸線の位置を決めた後に2歯連続のエンベロープテクニックにて，根面被覆を行っている．

‖ Point ‖

移植片を ⌐5 4 に埋入し，⌐5 4 3 歯間部および ⌐6 5 4 歯間部に2か所懸垂縫合を行う．なお，移植片が可動するようなら，歯肉弁と数か所単純縫合しておく．

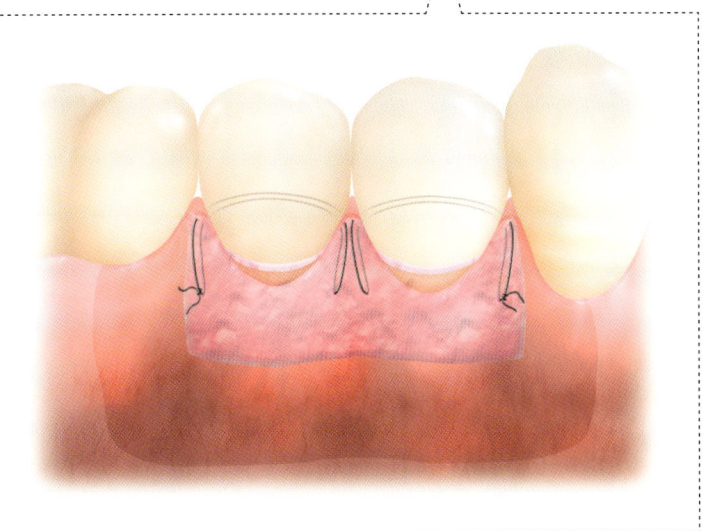

39

術後6か月

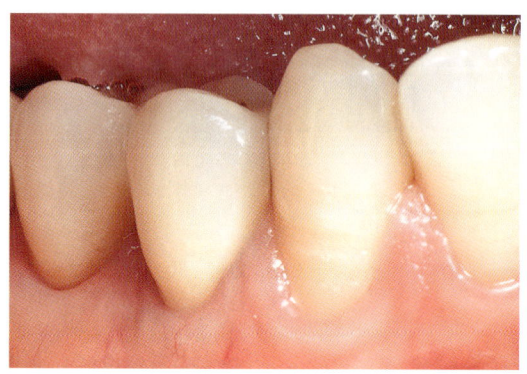

図1g 術後6か月経過時．補綴物が審美的に装着されている．

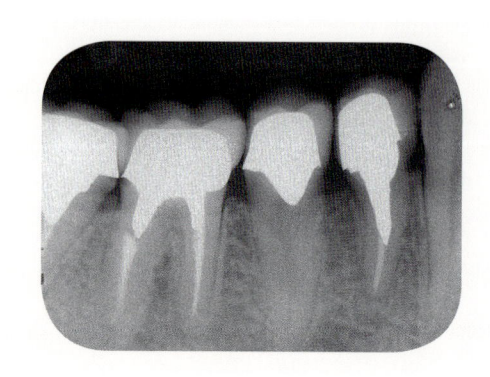

図1h 術後6か月経過時のデンタルエックス線写真．

術後11年

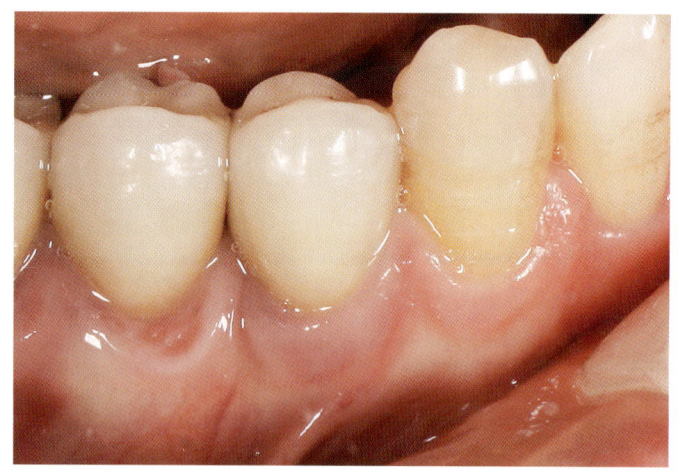

図1i 術後11年．

評価

術後11年になる症例であるが，経過をみると術後2年目から⑤部の歯肉の形状が変化した．歯肉レベルは変化がなく歯根の露出も起こっていないが，歯頸部2〜3mmの部分にステップ状のギャップが生じた．その状態は11年目の現在も変わっていない．この原因は判然としないが，筆者は移植片の結合組織に上皮が残存していたためではないかと考えている．エンベロープテクニックのように移植片をフラップ内に埋入する際は必ず上皮を除去してきたつもりであるが，もし上皮が残っていたのであれば移植片の上皮がその存在を現したと推測できるのではないかと考えている．類似した現象をいくつかのケースで経験しており，現在はより上皮をしっかり除去するように心がけている．

根面被覆術

根面被覆術：ランガーテクニック変法の考え方

上皮下結合組織移植による露出根面被覆術をLangerら[25]が紹介しているが，この術式では，隣在歯の近遠心に縦切開，歯間乳頭部に水平切開を入れてフラップを形成しているため，術後の審美性は決して良好なものではなかった．

それに対し，Bruno[26]は縦切開を用いずに水平面に広くフラップを形成し，結合組織移植による根面被覆を行っている．さらに，従来1本の水平切開であったものを二重に行うことでより歯冠側にフラップを移動することができ，より多くの血液供給を得ることができる．しかし，筆者は乳頭部に咬合平面と平行に水平切開を入れると審美的障害をつくってしまう可能性があるため，乳頭部に斜切開を入れ，対応することが多い．

根面被覆術：ランガーテクニック変法

■ 術前

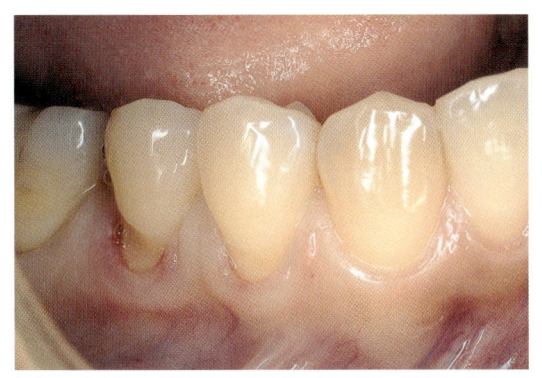

図2a 術前，下顎右側面観．$\overline{5\ 4}$楔状欠損をともなった根面露出が認められる．とくに$\overline{5}$の欠損が大きいことが認められる．

この場合，根面の形成をロータリー器具を使い，できるだけスムーズな曲面をつくることが重要である．

垂直的歯肉ライン	$\overline{6}$	$\overline{5}$	$\overline{4}$	$\overline{3}$
隣在歯とのバランス		✓	✓	
対称歯とのバランス				

※問題と考える部位を「✓」する

■ 本ケースのポイント

問題点
- 垂直的歯肉レベルは$\overline{5\ 4}$部で，隣在歯とのギャップが約1mm存在．
- 歯根面に楔状欠損を認める．$\overline{5}$と$\overline{4}$で楔状欠損の大きさが異なる．

手術の目的と手技
①前処置として歯冠歯根面形態の修正を行う．
②結合組織移植による根面被覆術をランガーテクニック変法にて行う．

PART 3　臨床実践編：天然歯

■ 手術(2000. 4. 22)

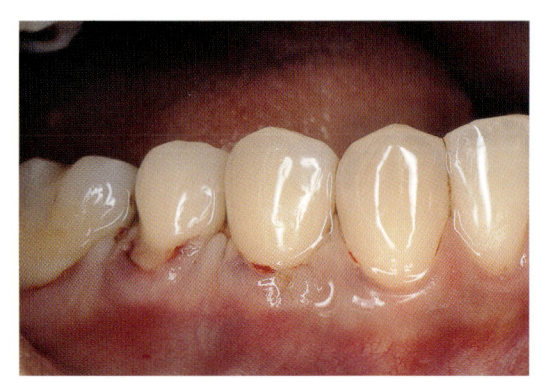

図 2b　縫合直後の口腔内．軟組織にほとんどダメージがないのがうかがえる．

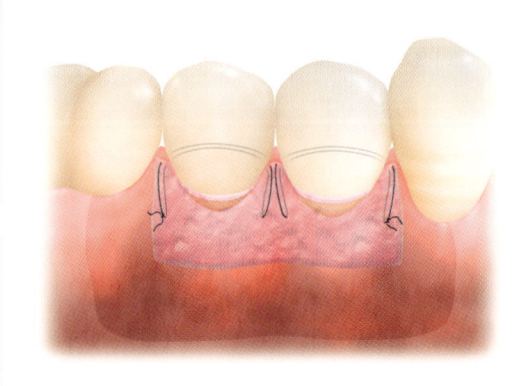

歯肉弁を元の位置に縫合する．この際の縫合は懸垂縫合である．懸垂縫合のみでうまく創面が合わなければ，その部位を7‐0か8‐0の縫合糸で緊密縫合する．

Point

本症例において，難易度を高くしている点は，5 4|部の楔状欠損の大きさの違いである．5|の欠損が大きいため，エンベロープテクニックでは歯肉弁の形成が難しくなることと，垂直的歯肉レベルだけを考えた場合より歯肉弁の歯冠側への移動量が大きくなることである．よって，歯肉弁を開いて減張切開を加えている．さらに移植片の厚みも5|と4|で変えなくてはならない．5|には欠損の大きいぶん，厚い移植片が必要になる．このことは術前に考慮し口蓋側からの移植片の採取のときに厚みを変えて採取すべきである．

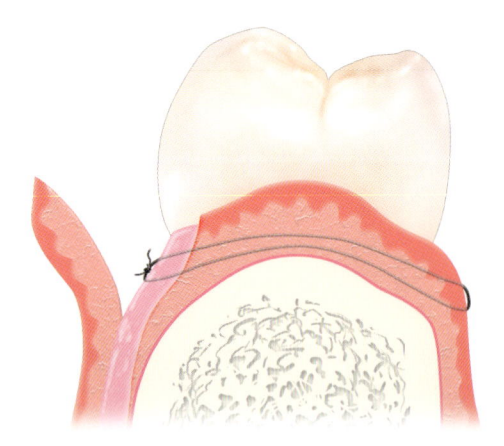

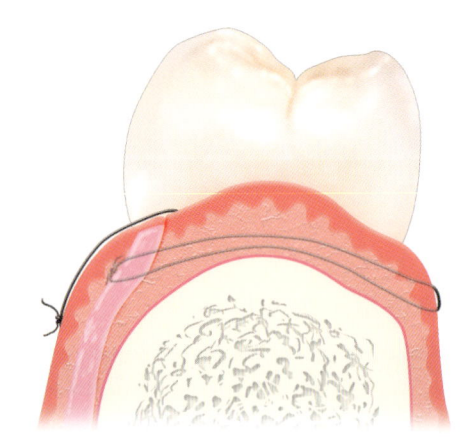

移植片をまず歯間乳頭部に縫合する．この際の縫合糸は吸収性のものを用いる．移植片の先端部は斜めにトリミングし，スリップジョイントを意図的につくっているため，縫合の際，移植片がズレやすくなるため，位置を十分確認して縫合する．

術後3か月

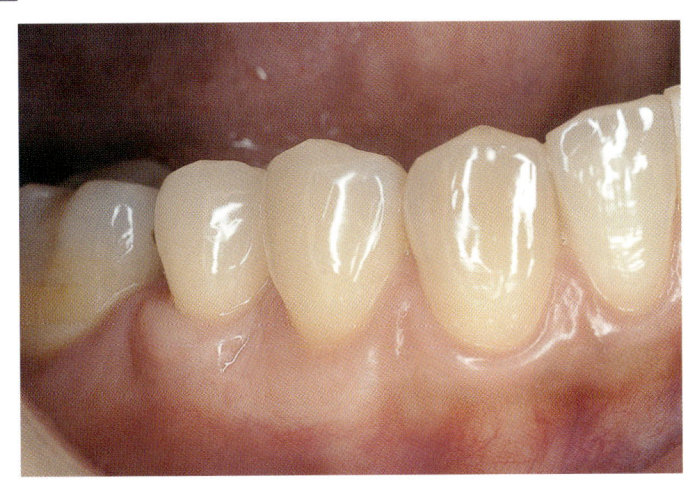

図2c 術後3か月．非常に審美的な治癒像が認められる．

術後10年

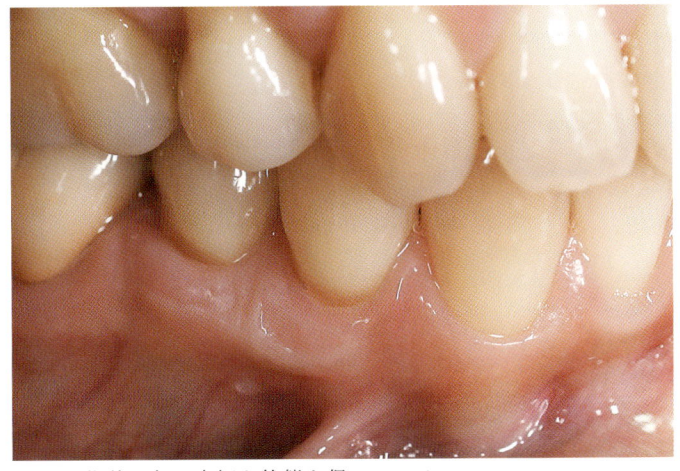

図2d 術後10年．良好な状態を保っている．

評価

　楔状欠損部への結合組織移植は，その適応を十分考慮すべきである．単純に判断する場合は，シャープな部分を形態修正によってスムーズな形状にできるかである．本ケースのように可及的にスムーズな面を形成できればよいが，そうでない時はレジン充填などの修復処置にて部分的あるいは全体的に治療すべきである．

　また，10数年後の状態を観察すると再び若干の根面露出が認められる．これは楔状欠損が進行しているのか，歯肉退縮なのか，あるいはその両方なのかは詳細な比較をしてみないとわからないが，現状で何らかの処置が必要なレベルでは到底ない．しかしながら，そもそも楔状欠損が起こった原因が完全に解決されていない状態では，結合組織移植によって抵抗性の高い軟組織の環境をつくったとはいえ，予後に不安を残す結果となっていると考える．

根面被覆術：subpedicle connective tissue graft の考え方

HarrisやNelsonは，歯肉弁側方移動術と上皮下結合組織移植術をコンビネーションで行った[27,28]．このテクニックは，移植片である結合組織に有茎弁からの豊富な血液供給があるため，成功の確立が非常に高くなるのが特徴といえる．

筆者は，ランガーテクニックなどの歯冠側への歯肉弁の移動では角化歯肉の幅が十分獲得できないと考えられる場合，このような方法を応用している．

根面被覆術：subpedicle connective tissue graft ①

■ 術前

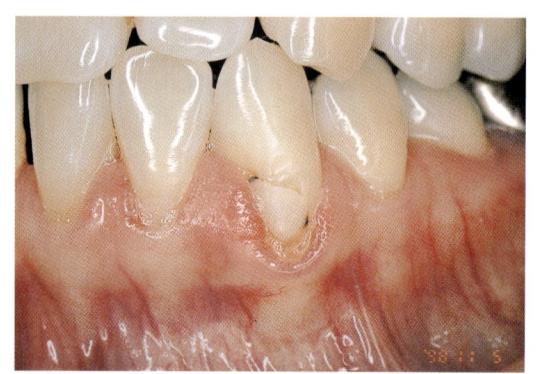

図 3a 術前の下顎左側面観．古いレジン充填に二次う蝕，さらにその根尖側に根面露出が認められる．

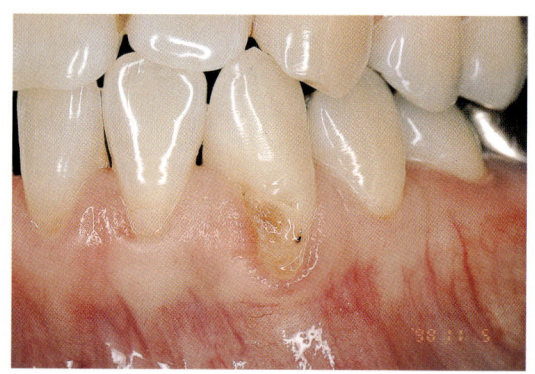

図 3b レジン充填を除去した際，根面部のう蝕とともにエナメル質の欠損も大きい状態が確認された．

垂直的歯肉ライン	2̲	3̲	4̲	5̲
隣在歯とのバランス		✓		
対称歯とのバランス		✓		

※問題と考える部位を「✓」する

■ 本ケースのポイント

問題点
- 垂直的歯肉レベルの隣在歯とのディスクレパンシーと歯根露出．
- 歯頸部付近の不適合修復物と二次う蝕．強い知覚過敏．

手術の目的と手技
① 前処置としてのレジン修復．
② subpedicle connective tissue graft を用いた根面被覆術．

手術(1998.11.26)

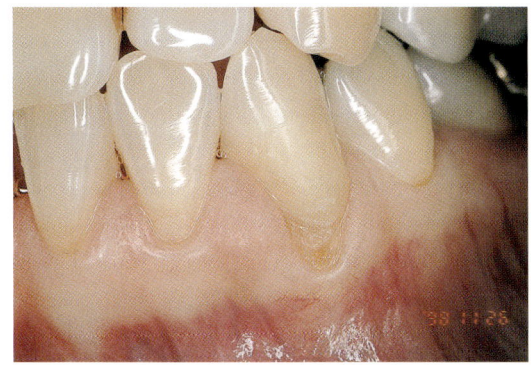

図3c　レジン充填時．通法に従ってセメント-エナメル境(cement-enamel junction：以下 CEJ)を再現するように，レジン充填を行う．

‖ Point ‖
エンベロープテクニック，ランガーテクニック変法に代わって，subpedicle connective tissue graft のローティッドグラフトを選択した理由は，2 3 部に幅広い角化歯肉が存在しており，この角化歯肉で根面を覆うことによって確実に幅の広い角化歯肉を獲得できるためである．よって本症例においては，歯槽-歯肉粘膜境(mucogingival junction：以下MGJ)のレベルを変えることなく根面被覆に成功している．つまり被覆部分の幅だけ角化歯肉が増えている．

図3d　3 近心の露出歯根部よりやや上の部分から斜めに 2 の根尖方向に縦切開を入れる．次に 3 の歯肉スキャロップの最深部にMGJを越えわずかに縦切開を入れる．さらに 3 の近心から遠心にかけて歯肉溝切開を行い，歯肉溝上皮を除去しておく．剥離は，移植される結合組織の大きさを考え，移植片が入るだけの範囲を部分層弁で剥離する．

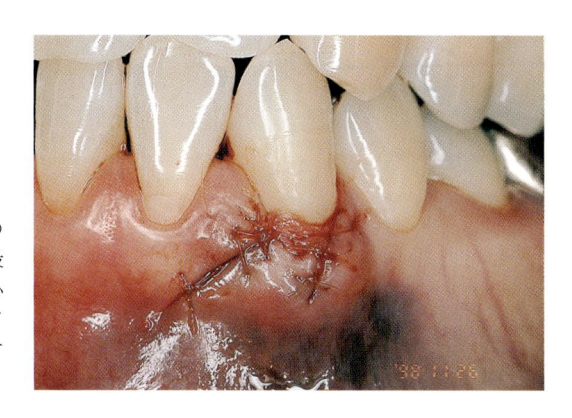

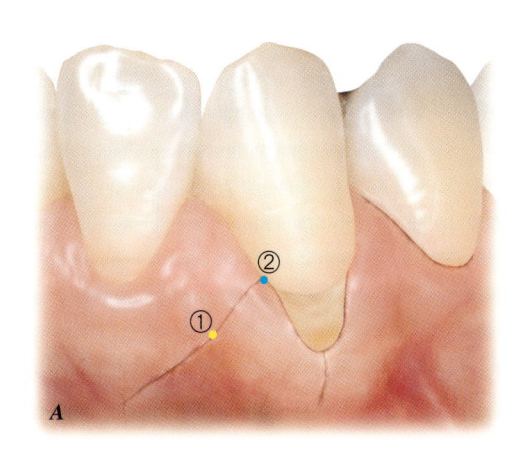

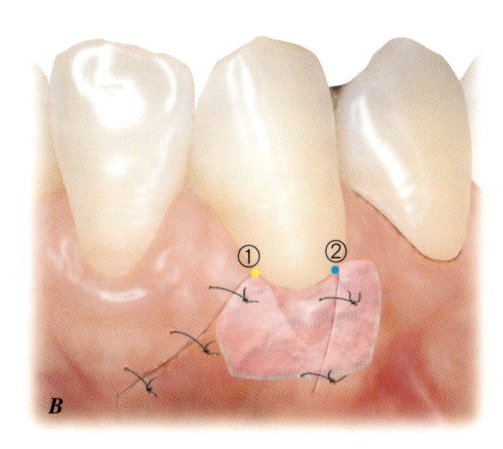

移植片にて根面を被覆し，3 近遠心乳頭部付近で縫合して固定する．次に歯肉弁を回転移動し，**B**のように縫合する．図に示された①・②のポジションの変化を参考にしていただきたい．

術後1年7か月

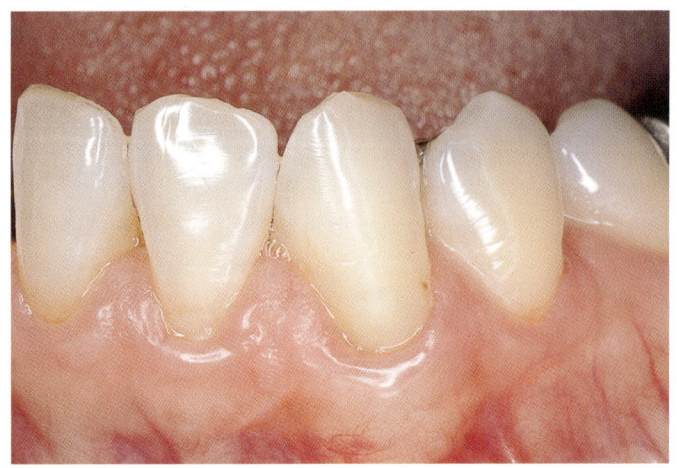

図 3e 術後1年7か月経過時. 縦切開部の瘢痕もなく, 審美的な歯頸線が再建されている.

術後12年

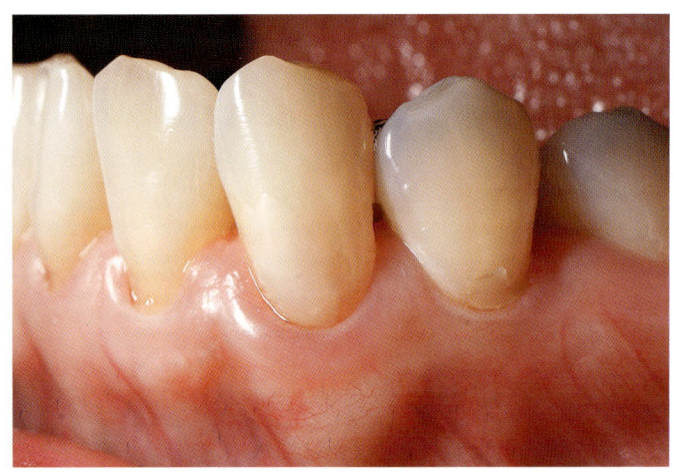

図 3f 術後12年. 12年経過時のほうがむしろ審美的にみえる. これは, 術後のメインテナンスによるものと考えられる.

評価

ポイントにも示したように, ローテーショングラフトを用いた subpedicle connective tissue graft の最大の特徴は MGJ を変化させず, 根面を被覆でき, そのぶんだけ角化歯肉をつくることができる点と考える. 当然, 幅の広い角化歯肉はよりよい安定性を築くわけで, 術式としてはエンベロープテクニックなどと比較すると複雑であるといえるが, 効果的な手技と考えている.

根面被覆術

根面被覆術：subpedicle connective tissue graft ②

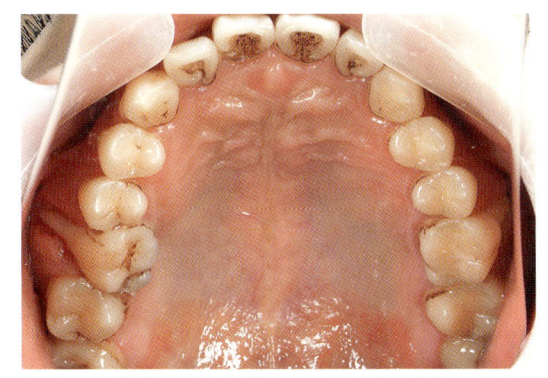

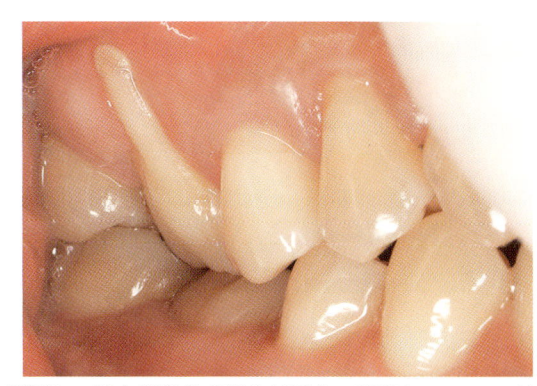

■ 術前

図 *4a, b*　術前の咬合面観および右側方面観．6⏌は大きく舌側に傾斜し，近心頬側根が根尖付近まで露出している．6⏌の維持ならびによりよい咬合の獲得のため矯正治療が必要とされる．

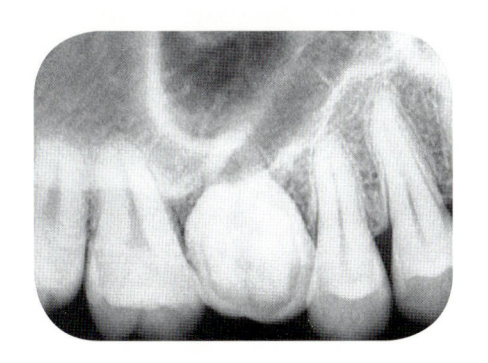

垂直的歯肉ライン	7⏌	6⏌	5⏌	4⏌
隣在歯とのバランス		✓		
対称歯とのバランス				

※問題と考える部位を「✓」する

図 *4c*　術前のデンタルエックス線写真．

■ 本ケースのポイント

問題点
- 6⏌部に垂直的歯肉レベルの大きなディスクレパンシー，Miller Class III の歯根露出．

手術の目的と手技
① 矯正治療の術前処置としての根面被覆術．
② 垂直的歯肉レベルのディスクレパンシーの大きさから，ローティッドグラフトを用いた subpedicle connective tissue graft を適応．

PART 3 臨床実践編：天然歯

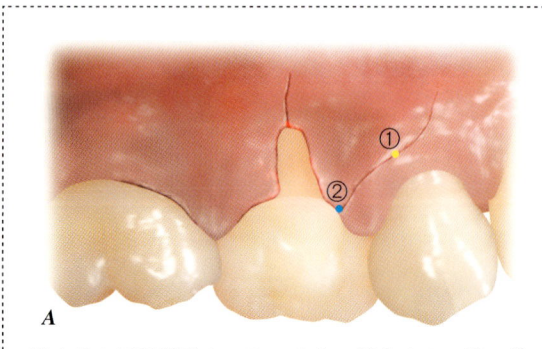

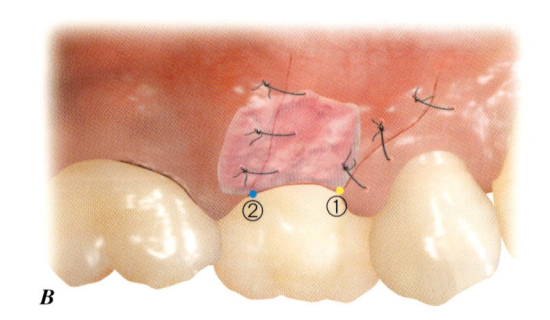

歯肉弁を回転移動し，**B**のように縫合する．①・②のポジションの変化を参考にしていただきたい．

手術（2009. 10. 22）

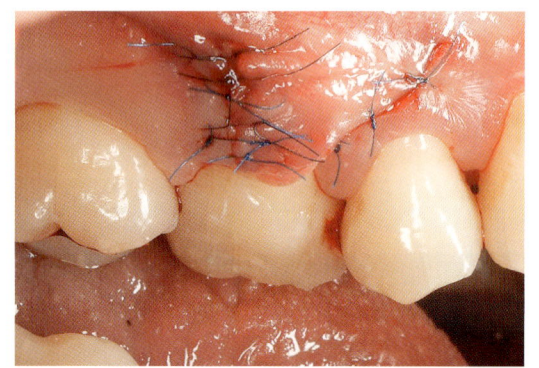

図 4d　縫合直後．露出していた歯根面は確実に被覆されている．

Point

根面被覆の難易度を考えるうえで1つ簡単な指標となるのが露出面積である[28]．そして，その露出部の形態に注目する．水平的に広い場合は弁の垂直移動，垂直的に広い場合は弁の水平移動（回転移動）を考えるべきと臨床的に感じている．また，広い面積をもった露出歯根面には通常より厚めの結合組織片を用いている．

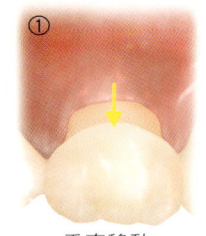

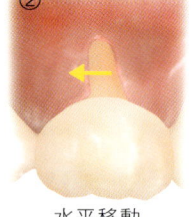

① 垂直移動　　② 水平移動（回転移動）

術後

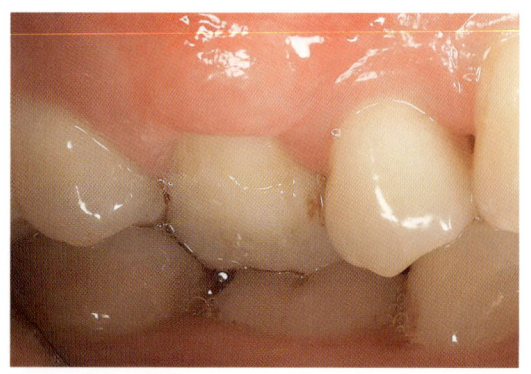

図 4e　術後の状態．

評価

矯正治療の前処置として根面被覆を適応している．筆者は，露出根面を有する歯の移動時には力を加える前にするべきと考えている．本症例においてはまだ矯正治療は終了していないが，他のケースにおいては同様の処置をすることで矯正治療が安全に行えている．

根面被覆術

根面被覆術：エンベロープ＆ランガーテクニック変法

術前

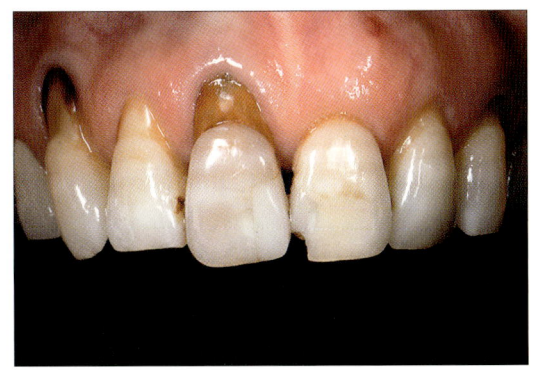

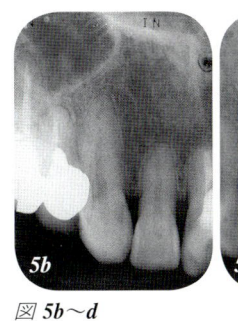

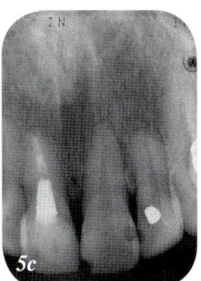

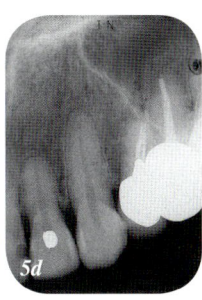

図 5a 　 3 2 1 ⏌ の垂直的歯肉レベルの減少が認められる．また 3 ＋ 3 の歯冠形態のアンバランスを認める．

図 5b〜d

垂直的歯肉ライン	3⏌	2⏌	1⏌	⏋1	⏋2	⏋3
隣在歯とのバランス	✓	✓	✓		✓	
対称歯とのバランス	✓	✓	✓			

※問題と考える部位を「✓」する

本ケースのポイント

問題点

- 垂直的歯肉レベルに左右の非対称性を認める．
- 3 2 1 ⏌ 部の歯肉レベルのギャップが 2 1 ⏌, 3 2 ⏌ 部において著しい．

手術の目的と手技

① 審美修復治療の前処置として 3 2 1 ⏌ の垂直的歯肉レベルの改善を行う．
② 2 1 ⏌ 部にエンベロープテクニック，3 ⏌ 部にランガーテクニック変法を適応する．

49

PART 3　臨床実践編：天然歯

■ 一次手術(2006.10.26)：2 1 へのエンベロープテクニックによる根面被覆術

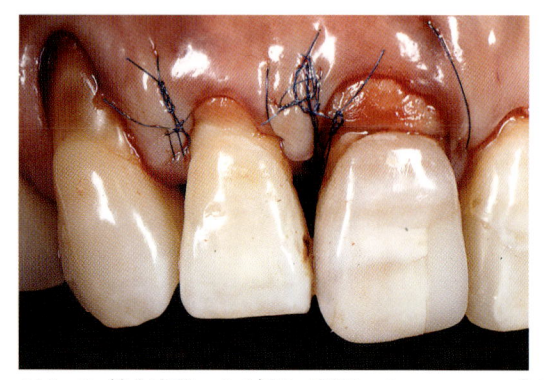

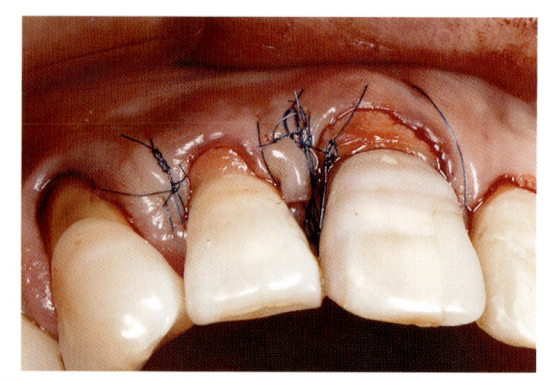

図5e, f　縫合直後．2 1 部に連続してエンベロープテクニックを用いている．縫合は，1 ，2 部に懸垂縫合を用いている．また，懸垂縫合後に移植片の安定を図るために，1 遠心隅角部，2 遠心乳頭部に単純縫合を加えている．

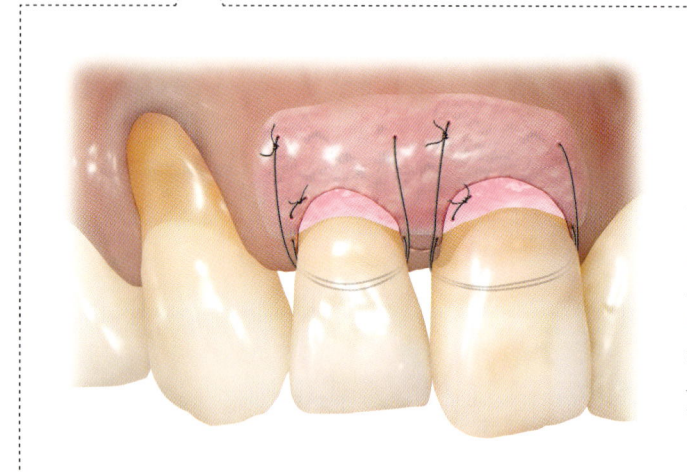

　懸垂縫合は，1 ，2 に適応している．まず遠心部のフラップに刺入し，次に移植片を拾い乳頭部に針を抜いていく．そのまま口蓋側に糸を回し近心へともってくる．同様に，近心の歯肉弁に刺入し，移植を拾い，針を乳頭に出してくる．再び口蓋を通り，糸を遠心に返して縫合している．この縫合を本症例では1 ，2 部へと2回行っている．通常，この縫合だけで移植片を安定させられると考えている．

■ 二次手術(2007.3.14)：3 部にランガーテクニック変法を応用した根面被覆術

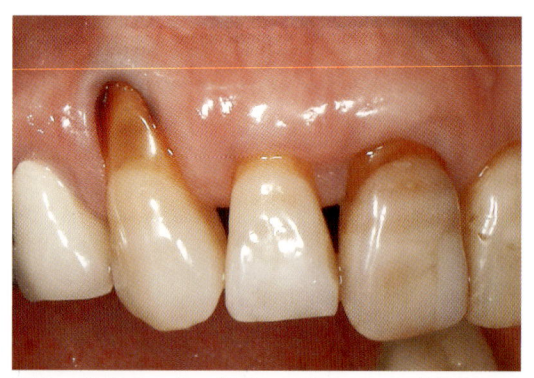

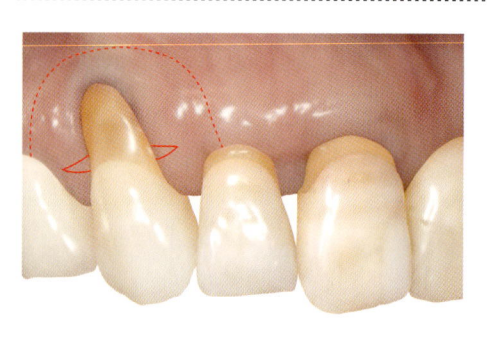

図5g　術後3か月．術前に予定していた位置まで垂直的歯肉レベルの改善ができている．

水平切開を図のようにVの字に入れる．

50

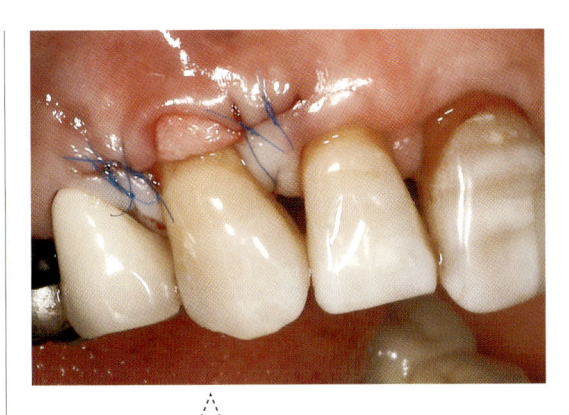

根面被覆術

図 5h　縫合直後. 3|は比較的大きな面積の歯根露出を認めたため，歯肉弁の歯冠側への移動量を考慮しランガーテクニック変法を用いた．縫合は懸垂縫合を行った後，ジョイント部分をバットジョイントに緊密縫合するべく単純縫合を加えている．

Point

　移植片の挿入法および形態であるが，移植片の露出部分をみると切縁はストレートでスキャロップの形状とは異なる．しかしながら治癒後の状態をみると，きれいなスキャロップ状を呈し，CEJ 付近までクリーピングしているのが認められる．よって移植片への形態の付与（スキャロップ形態）は考慮しなくてもよいと考え，移植片の垂直的歯肉レベルに注意し切開から手技を考えていくことが重要である．

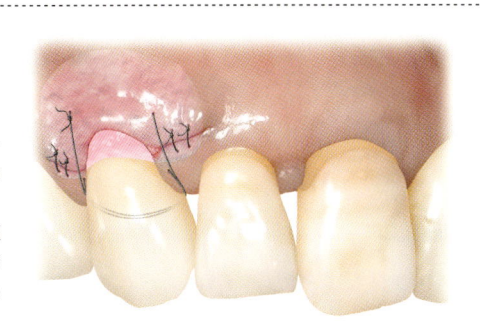

術後 3 か月／最終補綴物装着時

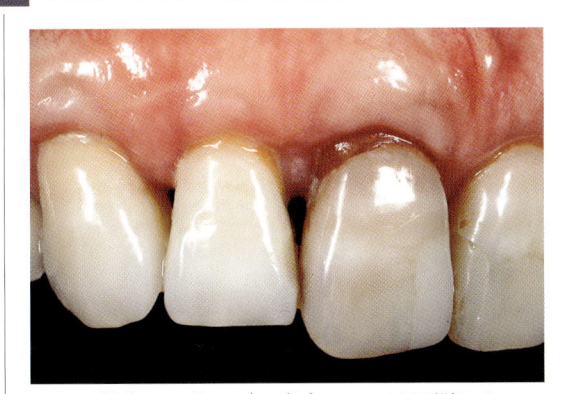

図 5i　術後 3 か月．3|の歯肉レベルは予測したレベルより歯冠側に位置している．

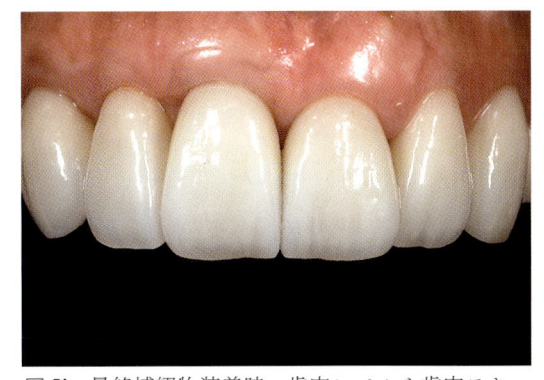

図 5j　最終補綴物装着時．歯肉レベルや歯肉スキャロップのバランスが改善され，審美修復治療が完成した（補綴は大河雅之氏による）．

評価

　結合組織移植による根面被覆は根面をしっかり被覆すべく CEJ より歯冠側に移植片を位置させる．オーバーコレクションの手法を推奨する声も聞かれるが，本ケースのように移植が成功すれば上皮は結合組織を這って形成されるため，移植片を設置するレベルは術者が「この位置に歯肉レベルを置きたい」と思う位置でよいと考え，筆者はオーバーコレクションはしていない．

PART 3　臨床実践編：天然歯

歯槽堤増大術の考え方：基本編

　歯槽堤増大術[29〜32]とは，欠損歯槽堤を審美的および機能的な目的で再建することである．これには，軟組織（歯肉）の増大，硬組織（骨）の増大，また軟組織・硬組織両方の増大が考えられる．そして，これらは治療計画によって異なってくる．たとえば，欠損歯槽堤部分をブリッジにて治療する場合，主に軟組織の再建が用いられるのに対し，欠損部分にインプラントが用いられる場合は，主に硬組織の再建が用いられる傾向にあるように考えられる．

　そこでここではまず，ブリッジを適応した症例に対する軟組織の再建について，基本的な考え方と術式を3症例を通じてみていき，その後，「Suzukiの分類」（P13参照）に応じた応用編のケースを提示したい．

歯槽堤増大術：天然歯ブリッジのポンティックサイト①

■ 術前

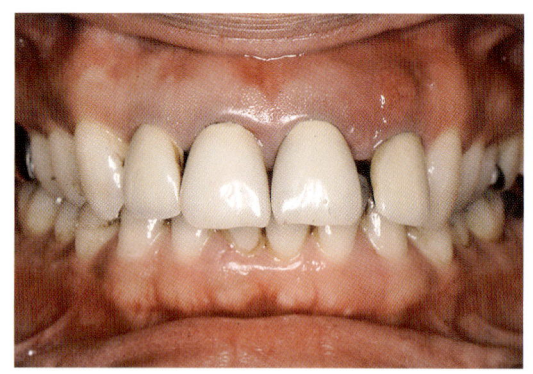

図 6a　術前の口腔内正面観.

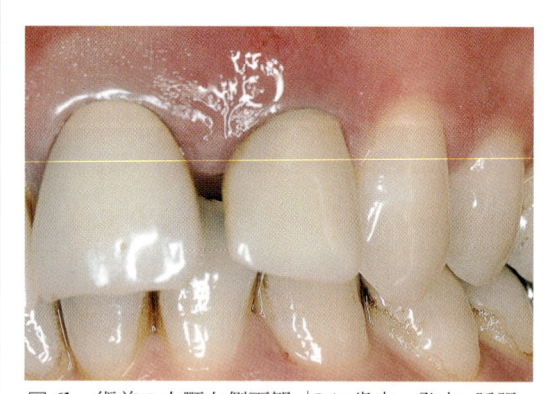

図 6b　術前の上顎左側面観. |2 に歯肉の発赤，腫脹，また歯頸部からの排膿が認められる．

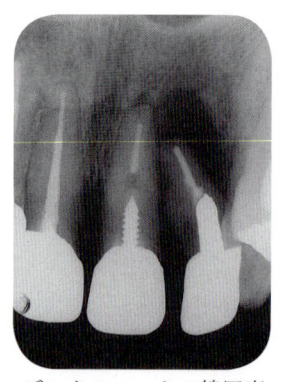

図 6c　術前，デンタルエックス線写真. |2 歯根周囲に大きなエックス線透過像が認められ，|2 の保存は不可能と考えて抜歯することとした．

抜歯後

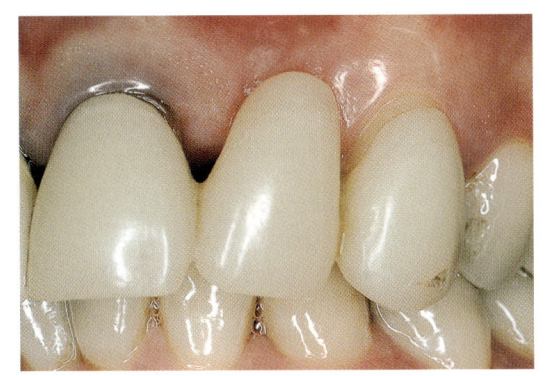

図 6d 抜歯後，6か月経過時唇側面観.

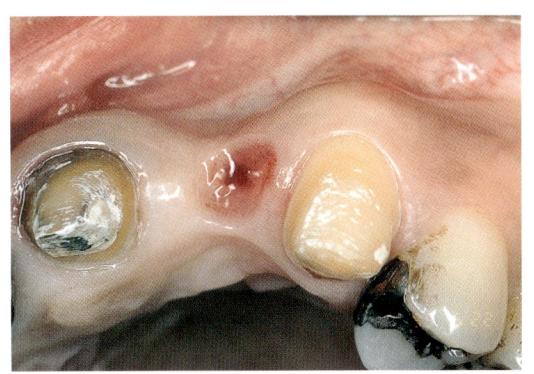

図 6e 抜歯後，6か月経過時咬合面観．歯槽骨の顕著な吸収が認められ，審美的な歯冠修復が不可能な状態となった．

垂直的歯肉ライン	3︎	2︎	1︎	︎1	︎2	︎3
隣在歯とのバランス						
対称歯とのバランス						
水平的歯肉ライン	3︎	2︎	1︎	︎1	︎2	︎3
隣在歯とのバランス					✓	
対称歯とのバランス					✓	

※問題と考える部位を「✓」する

本ケースのポイント

問題点

- ︎2部に水平的歯肉レベルのディスクレパンシーを認め，対称性，隣在歯との連続性に審美的問題を認める．

手術の目的と手技

① 前処置としてのプロビジョナルレストレーションの製作．
② 前処置後，プロビジョナルレストレーションに合わせた軟組織増大を結合組織移植を用いて行う．

PART 3　臨床実践編：天然歯

プロビジョナルレストレーションの製作

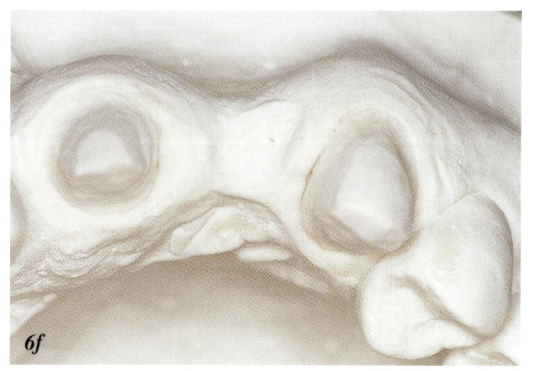

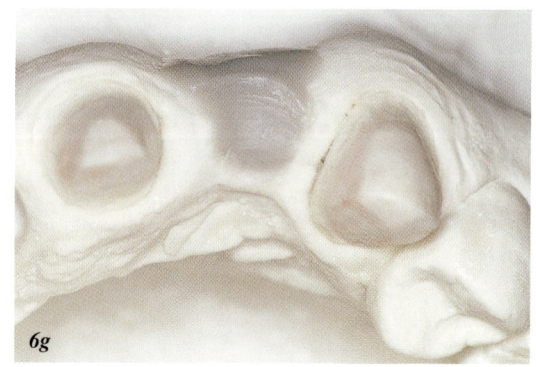

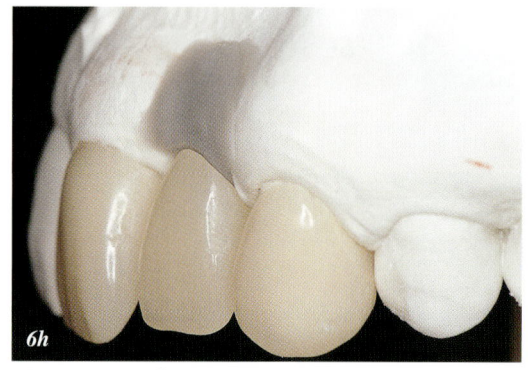

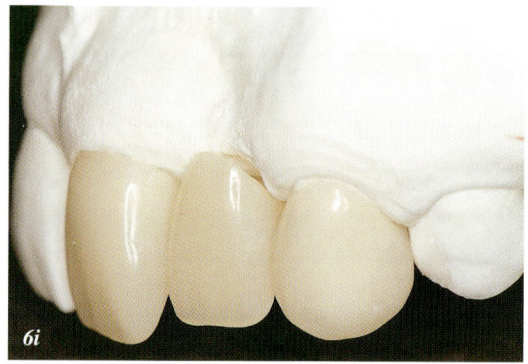

図 6f, g　f は術前のスタディキャスト（作業模型）．模型上でワックスアップし，どの程度の移植片が必要かを診断した結果，最大で 5 mm の厚みが必要と診断し，移植片を採取しておいた(g)．

図 6h, i　h のプロビジョナルレストレーションは，診断用ワックスアップした模型上で製作した．この際，|2 のポンティック基底面は加圧できるようオベイト型にし，診断用ワックスアップを約 1 mm ほど削除し，製作しておく．i はワックス除去し，製作しておいたポンティックを模型上に戻したところ．

手術（1999.5.22）

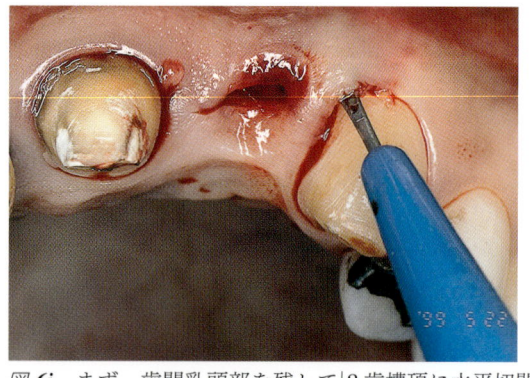

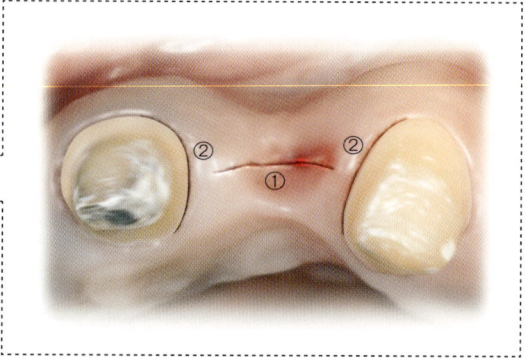

図 6j　まず，歯間乳頭部を残して |2 歯槽頂に水平切開し，唇側と口蓋側の血流の遮断を防ぐ(①)．次に |1 3 に歯肉溝切開を入れ，|2 頬側に袋状のフラップを形成する(②)．使用している剥離用メスは，ムコトームである．

歯槽堤増大術：基本編

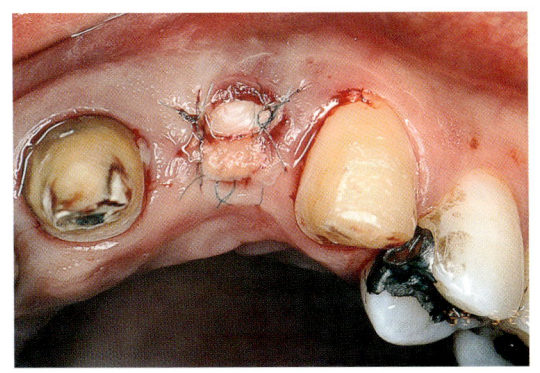

図6k 口蓋より採取した結合組織を挿入して縫合.

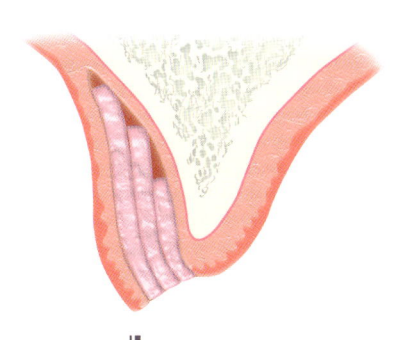

Point

歯槽部を5〜6mm豊隆させるだけの厚さがある結合組織を一塊として採取するのは難しいため，2〜3mmの厚さに結合組織を採取し，適当な大きさにトリミングして3層に重ね合わせるように縫合する．

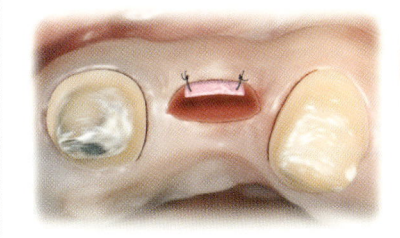

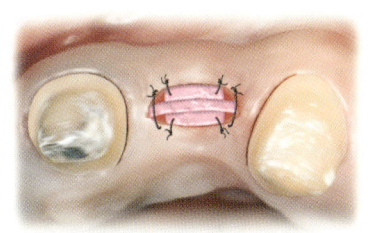

1枚目の移植片を唇側のフラップ弁に縫合固定する．

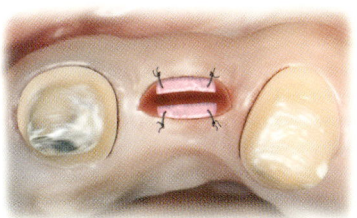

2枚目の移植片を口蓋側に縫合する．

中央に3枚目の移植片を挿入し，縫合する．

プロビジョナルレストレーションの装着

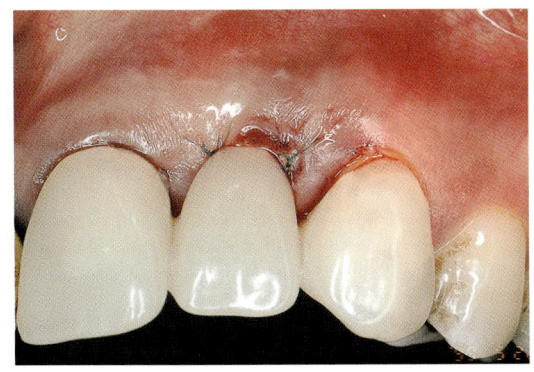

図6l 縫合直後，あらかじめ製作しておいたプロビジョナルレストレーションを装着する．

術後6か月

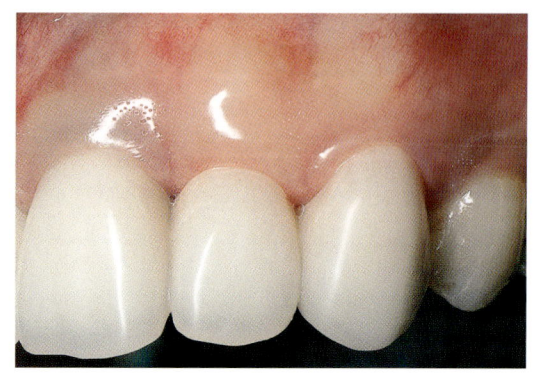

図 6m　術後6か月．プロビジョナルレストレーション装着時．術後から変化が認められないため，最終補綴物製作へと移行した．現在は約3か月で最終補綴物製作へと移行している．

図 6n　プロビジョナルレストレーションを除去したときの歯肉の状態．歯肉には発赤が認められず，良好な健康状態を維持している．

最終補綴物装着時

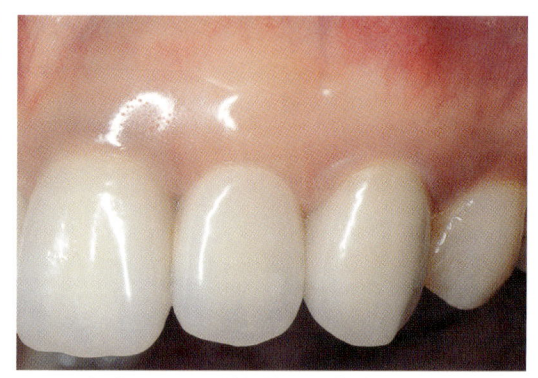

図 6o　術後9か月．最終補綴物装着時．歯頸線の連続性および|2の歯肉カントゥアの回復がなされ，審美的な補綴物の製作を可能とした．

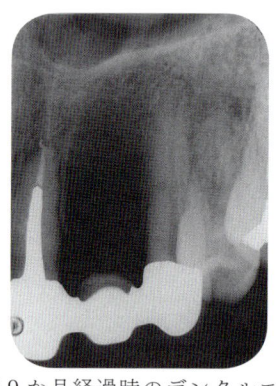

図 6p　術後9か月経過時のデンタルエックス線写真．徐々に歯槽骨も安定してきている．

術後10年

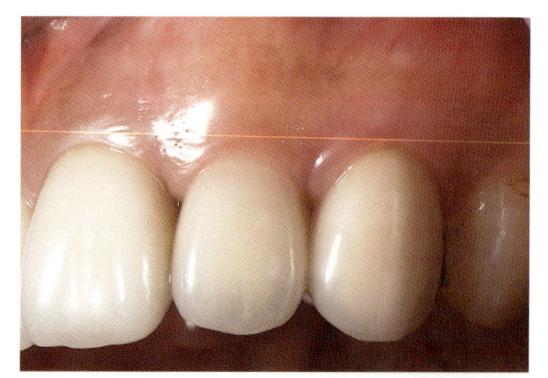

図 6q　術後10年．ほとんど変化なく，審美的状態を維持している．

評価

　筆者にとって本症例は，3枚の結合組織片を重ねて歯槽堤増大を行った最初のケースである．よって，つくられた形態が維持されるかという疑問点に対し答えをもてなかったケースである．そのため6か月という期間で最終補綴物をつくらず，プロビジョナルレストレーションにて観察を行っている．しかし10年を超えても良好な状態を維持している．他のケースも同様の結果を示しており，筆者の臨床的経験からこの方法の有効性を提言する．

歯槽堤増大術：基本編

歯槽堤増大術：天然歯ブリッジのポンティックサイト②

■ 術前

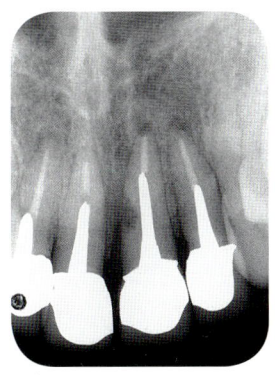

図 *7a*　初診時，|1 抜歯前のデンタルエックス線写真．

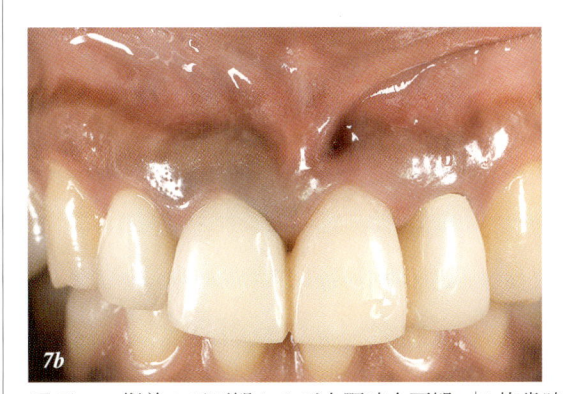

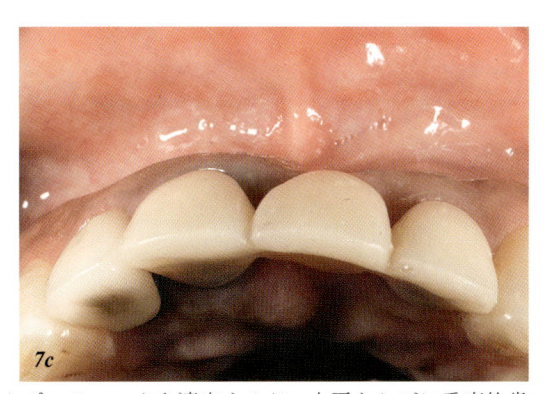

図 *7b, c*　術前の正面観および上顎咬合面観．|1 抜歯時にオベイトポンティックを適応するが，水平ならびに垂直的歯肉レベルの減少を招いている．

■ プロビジョナルレストレーション除去時

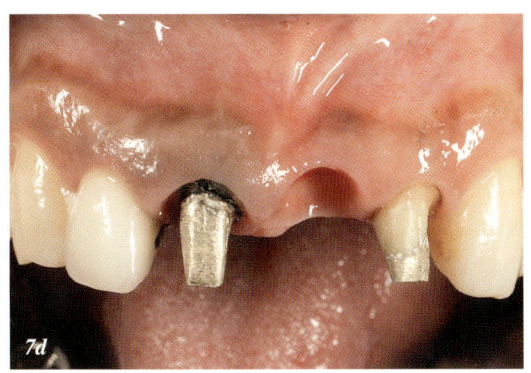

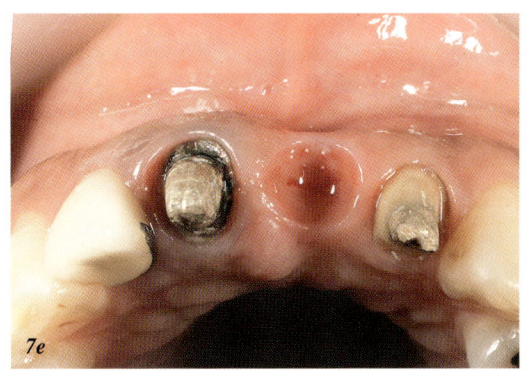

図 *7d, e*　プロビジョナルレストレーション除去時の正面観および上顎咬合面観．

垂直的歯肉ライン	3⎦	2⎦	1⎦	⎣1	⎣2	⎣3
隣在歯とのバランス				✓		
対称歯とのバランス				✓		
水平的歯肉ライン	3⎦	2⎦	1⎦	⎣1	⎣2	⎣3
隣在歯とのバランス				✓		
対称歯とのバランス				✓		

※問題と考える部位を「✓」する

本ケースのポイント

問題点
- ⎣1部の水平・垂直的歯肉レベルのディスクレパンシーを認める．
- 1⎜1の上唇小帯が強く，歯肉弁の歯冠側移動に影響を与える．

手術の目的と手技
① 2枚の結合組織片を用いた軟組織歯槽堤増大術を適応し，歯肉レベルの水平・垂直的レベルの連続性を改善する．
② 上唇小帯切除術を同時に行う．上唇小帯の付着が強く，術後の予後に問題を与える可能性を考慮する．

結合組織片の採取 (2009.10.20)

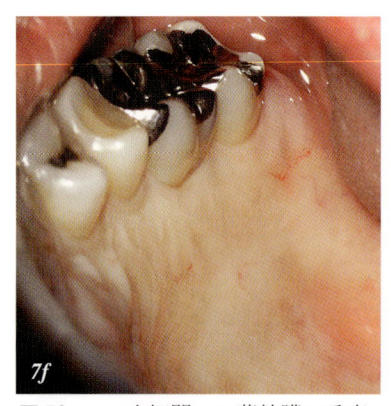

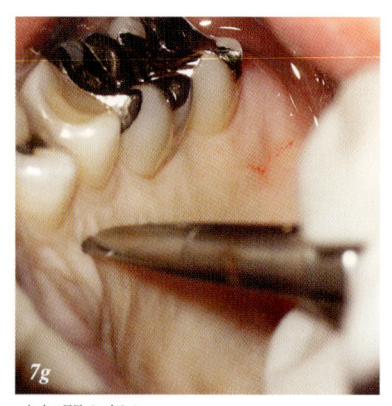

図 7f, g　一次切開．口蓋粘膜に垂直に一次切開を行う．

結合組織片の採取のための切開

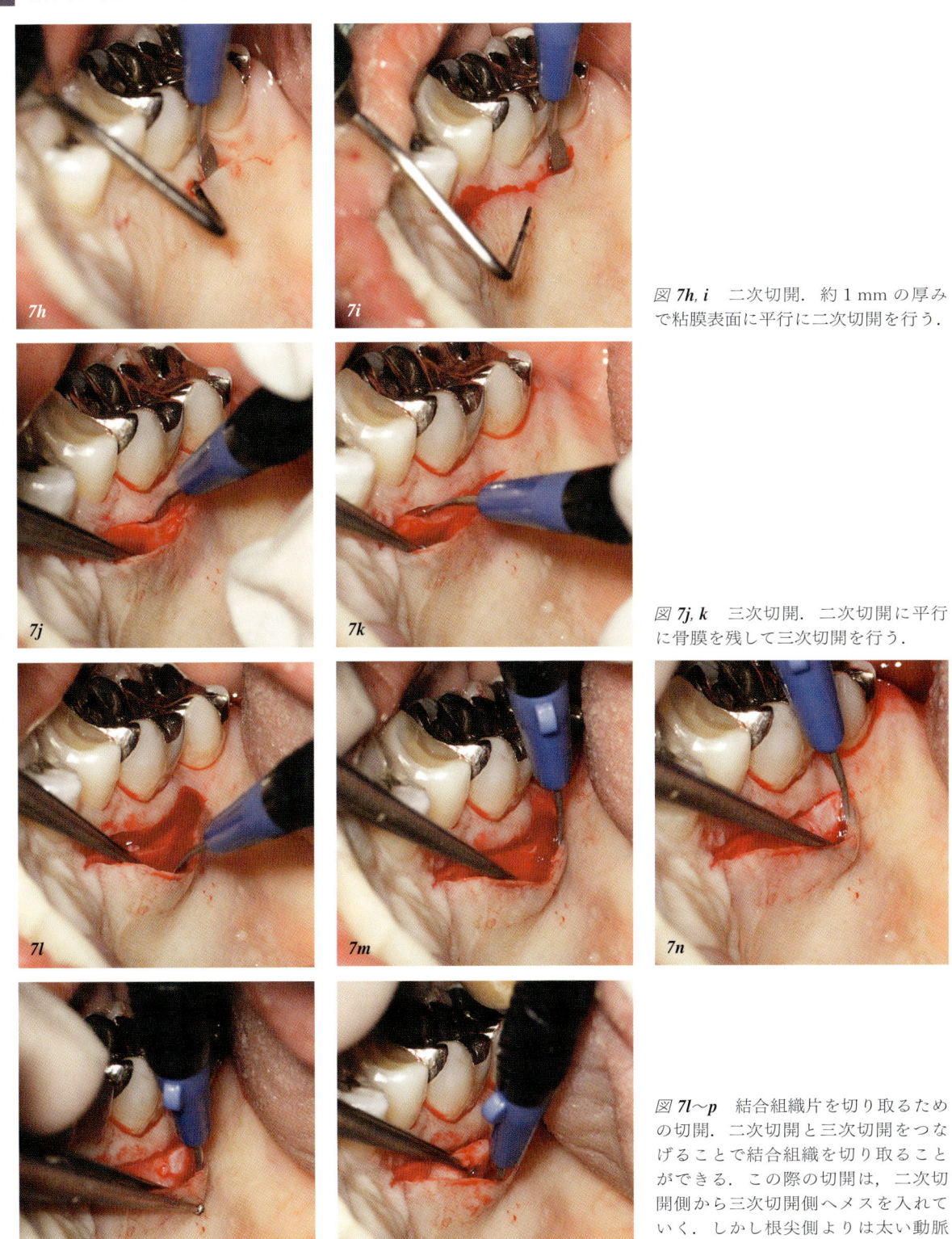

図 7h, i　二次切開．約 1 mm の厚みで粘膜表面に平行に二次切開を行う．

図 7j, k　三次切開．二次切開に平行に骨膜を残して三次切開を行う．

図 7l～p　結合組織片を切り取るための切開．二次切開と三次切開をつなげることで結合組織を切り取ることができる．この際の切開は，二次切開側から三次切開側へメスを入れていく．しかし根尖側よりは太い動脈の走行部に近づくため，慎重に三次切開側からメスを進めることがある．

PART 3　臨床実践編：天然歯

組織片の切り離し

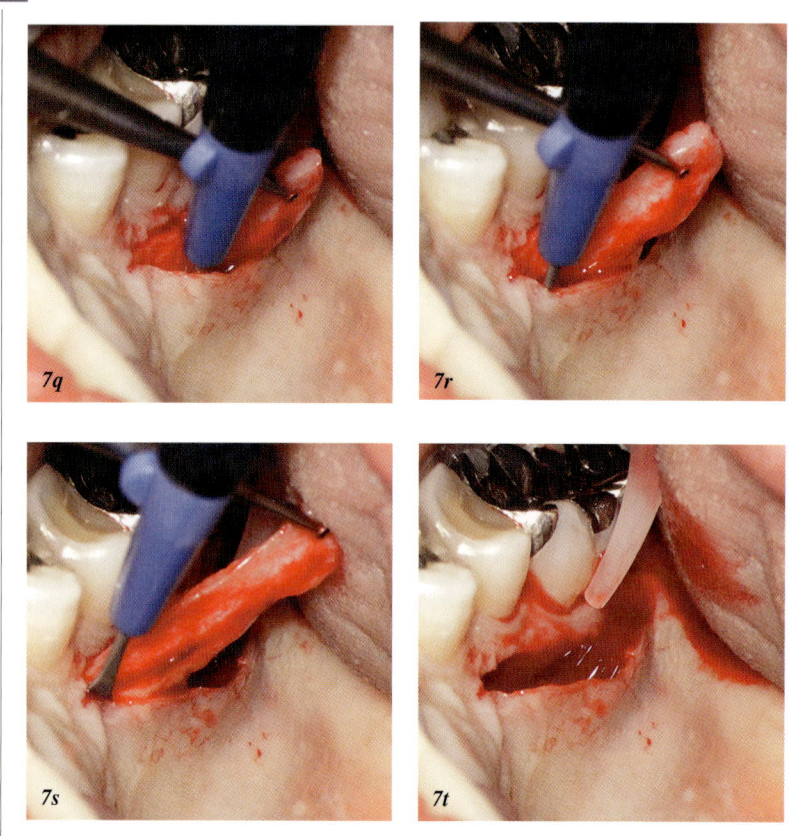

図 *7q〜t*　ある程度切り離しが進んだ時点からは，組織片をティッシュフォーセップで引っぱりながら，付着部を確認しながら切開する．

コラーゲン製剤の埋入

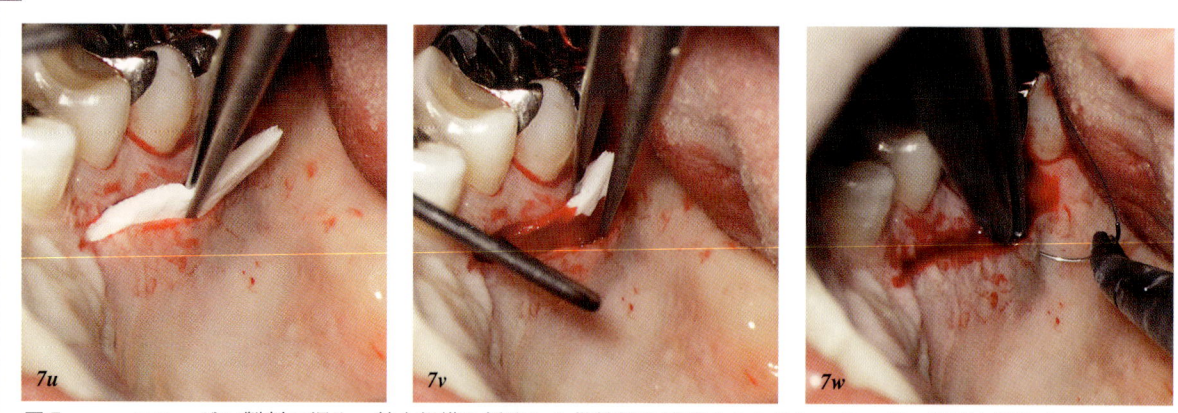

図 *7u〜w*　コラーゲン製剤の埋入．結合組織を採取した供給側を補填するためにコラーゲン製剤を埋入する．コラーゲン製剤は採取した組織片と相似形にトリミングし埋入する．

歯槽堤増大術：基本編

口蓋側の縫合

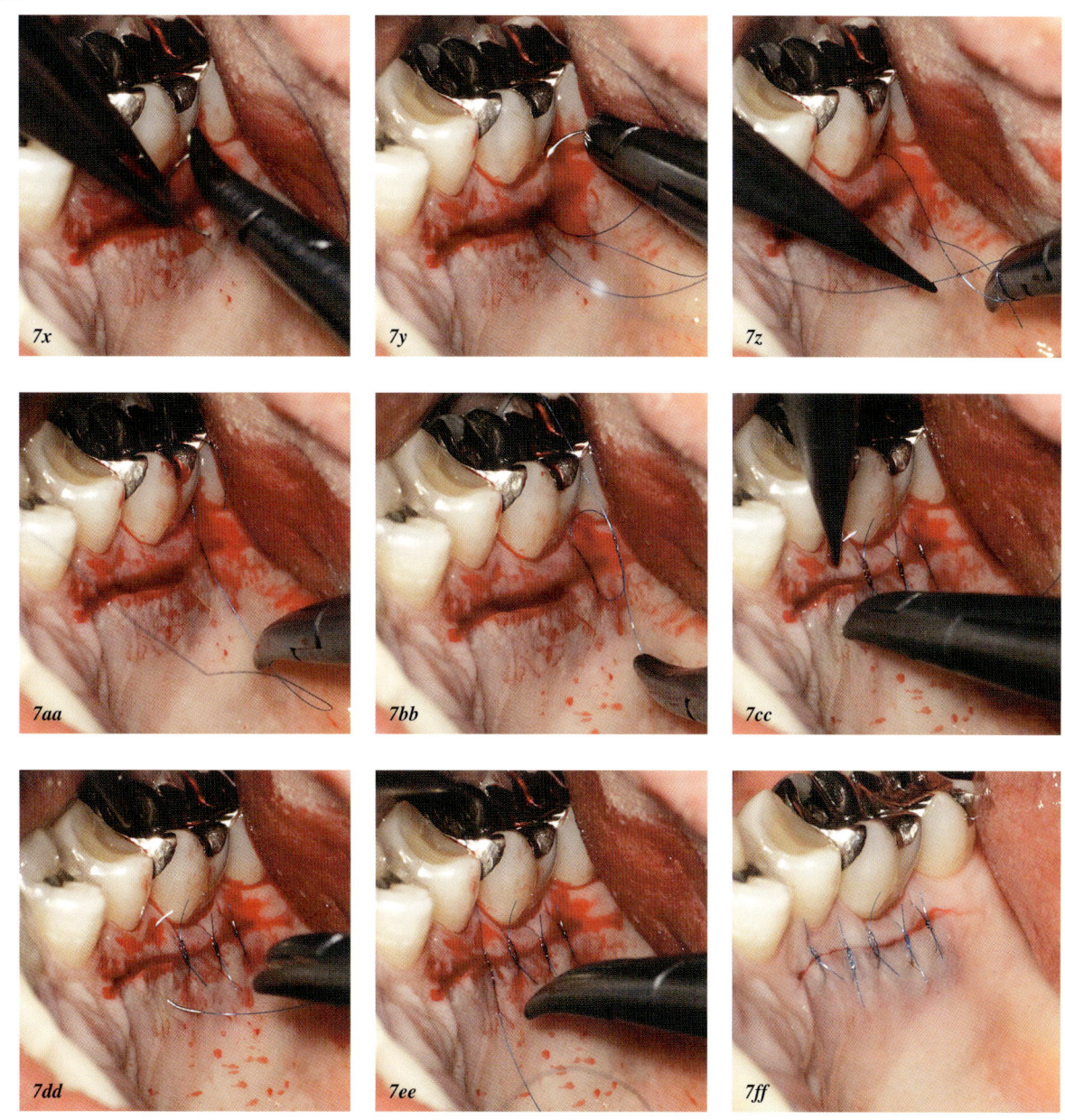

図 *7x〜ff*　口蓋側の縫合．本ケースでは単純縫合を用いているが，連続縫合，マットレス縫合などを適応するのもよいと考えている．

PART 3　臨床実践編：天然歯

■ 移植床（歯肉弁）形成のための切開

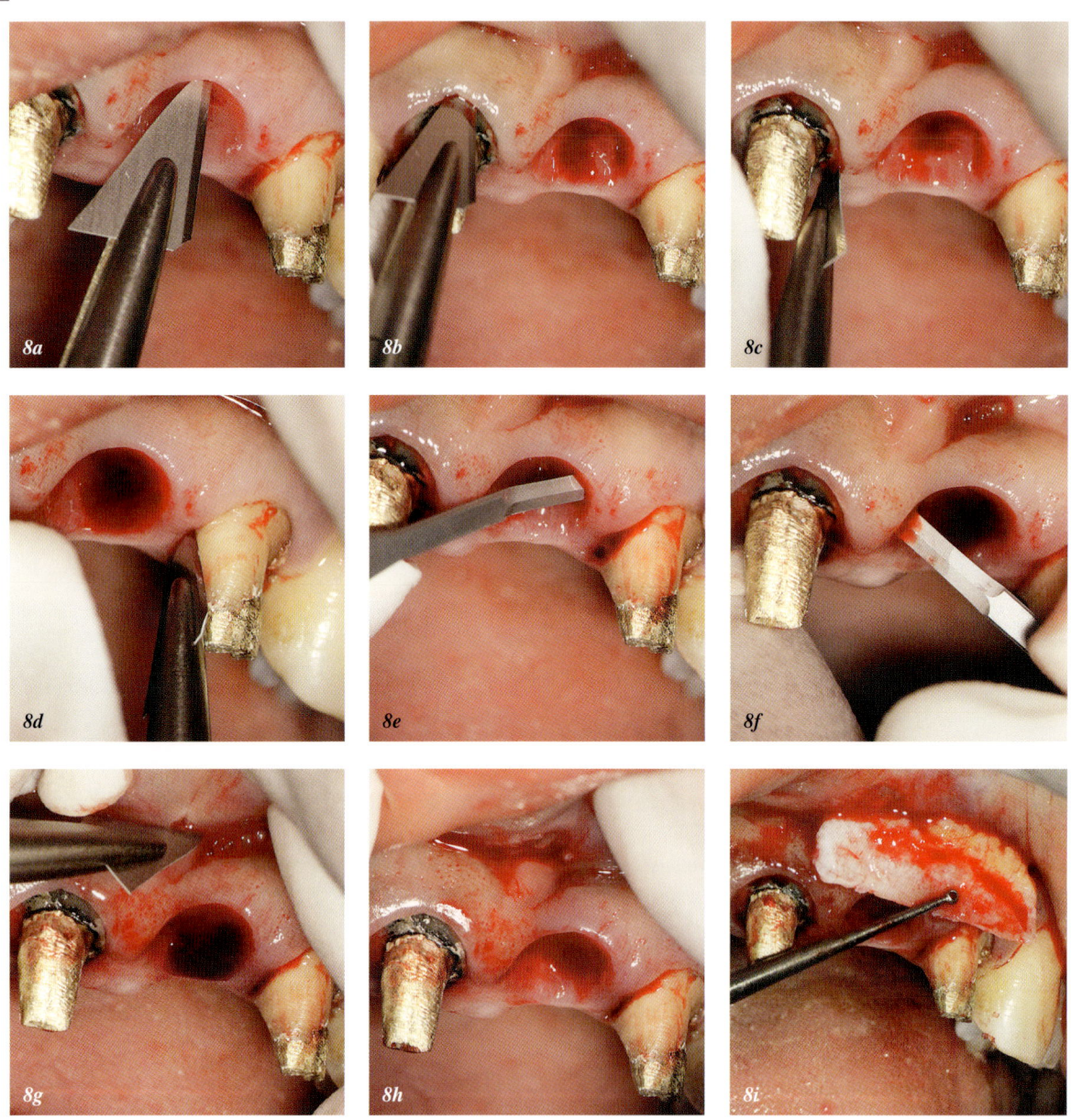

図 *8a〜i*　切開用メス（フェザーレザーブレード）により，両隣在歯の唇側遠心隅角から口蓋側近心隅角まで歯肉溝切開を入れる．ポンティック部はポンティックによって形成される歯頸線より歯肉溝切開に類似した形で切開を口蓋側隅角から進める．アウトラインの切開後，エンベロープフラップの形成を剥離用メス（CK2）を用いて慎重に行う．エンベロープフラップはMGJを越えて弁が移動するまで広げていく．エンベロープフラップが完成後，上唇小帯部の切開を通法に従って行っている．

歯槽堤増大術：基本編

結合組織片（移植片）のトリミングと縫合

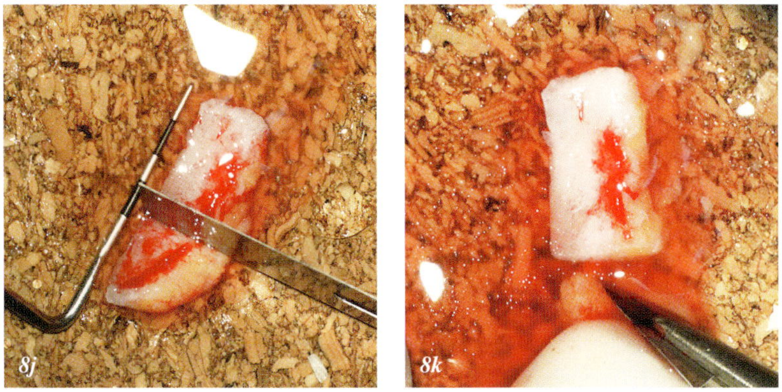

図 **8j, k** 採取した移植片を2枚に切断しトリミングする．

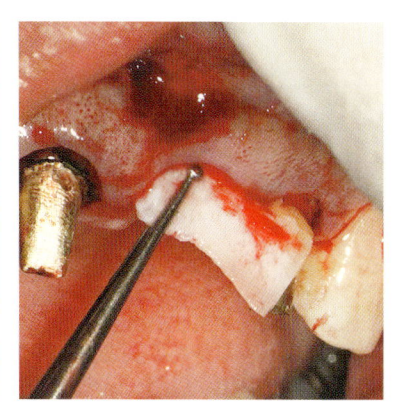

図 **8l** 1枚目の移植片の縫合．

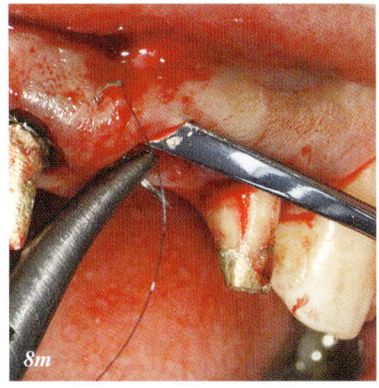

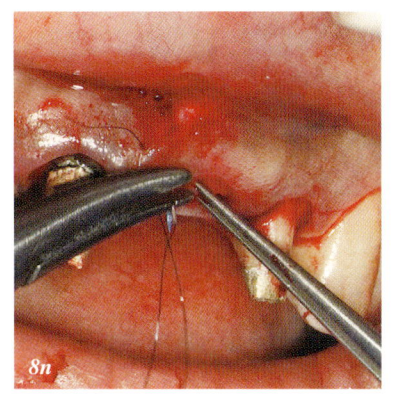

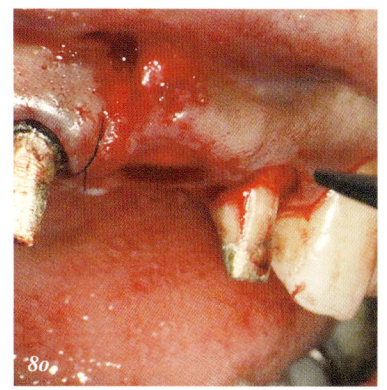

図 **8m～o** 1枚目の移植片をフラップ内に挿入し，近遠心側を1か所ずつ単純縫合にて固定する．この際，2mmほど移植片が歯冠側に露出するように縫合する．

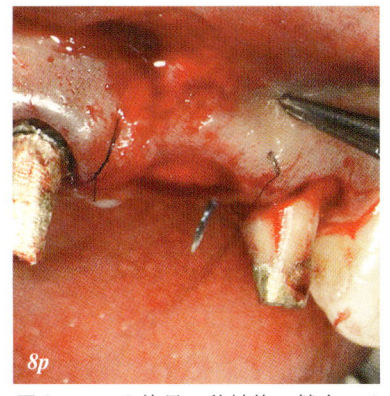

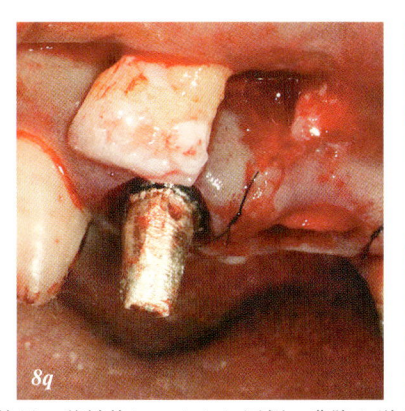

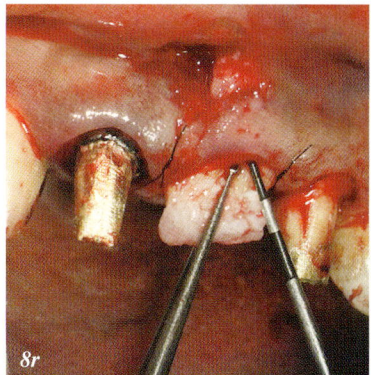

図 **8p～r** 2枚目の移植片の縫合．2枚目の移植片にてさらに唇側の豊隆を増やす．この際考えることは豊隆の形態である通常縦長の移植片を入れることで根面の豊隆様形態をつくっていく．

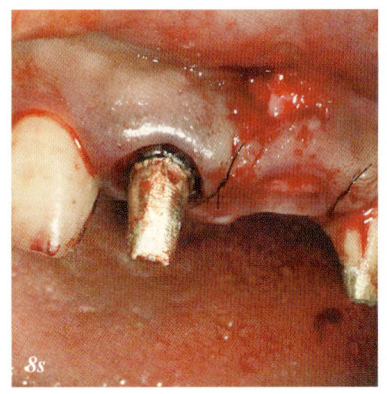

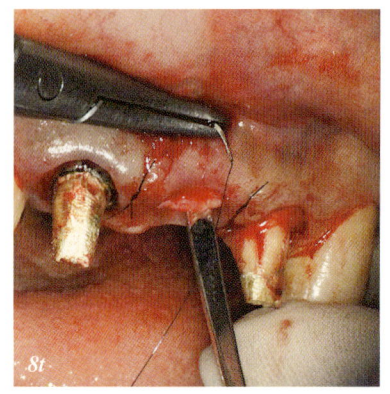

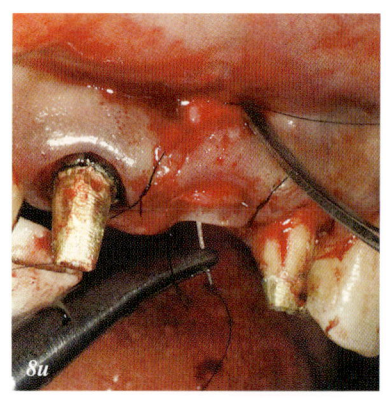

図 **8s〜u** この縫合は唇側から針入し2枚目の移植片を拾い，いったん歯肉弁の外に引く．その後，再び2枚目，そして1枚目の移植片を拾い，唇側で縫合する．

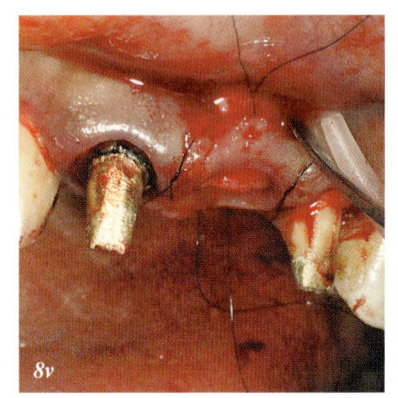

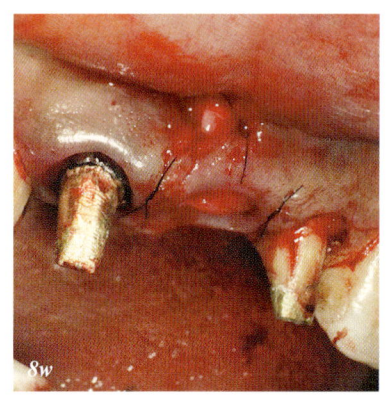

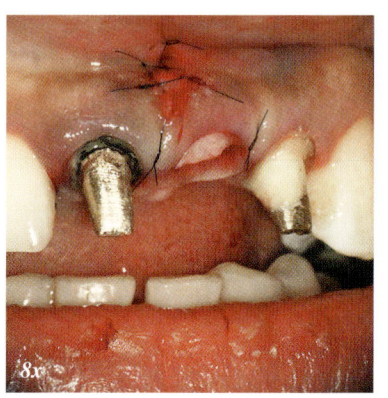

図 **8v〜x** その後，2枚目の移植片の断端部と，小帯を切除し開放創となっている部分を覆うように縫合している．

Point

1枚目の移植片の縫合において，移植片を約2mmほど歯肉弁の外（歯冠側）に露出させることで垂直的歯肉レベルの増大を考えている．このケースはオベイトポンティックが適用されていたため根面被覆の理論を用いてこのような手技を行った．オベイトポンティックでなく通常の歯槽堤の場合は使わない手技である．

歯槽堤増大術：基本編

術直後

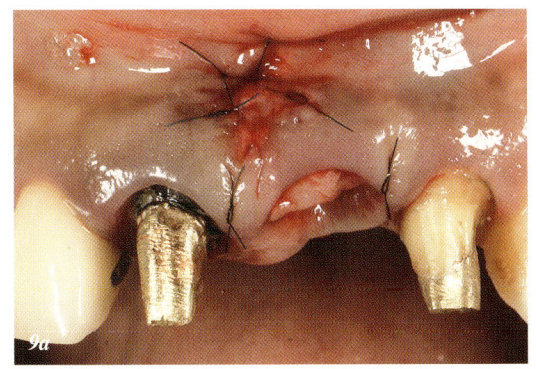

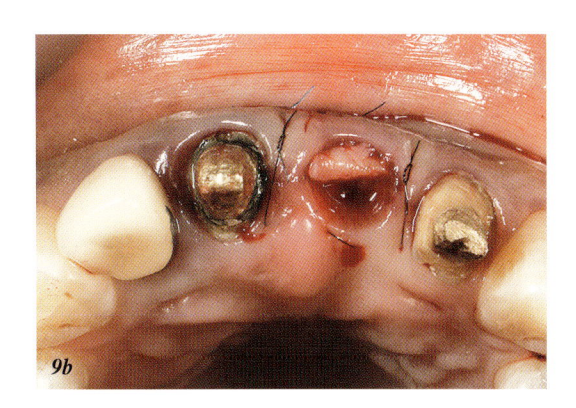

図 9a, b　縫合後の上顎正面観および咬合面観.

抜糸時

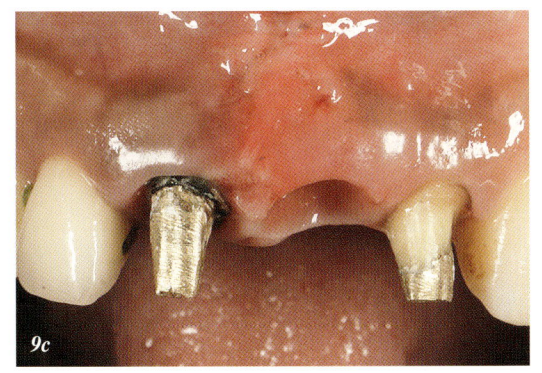

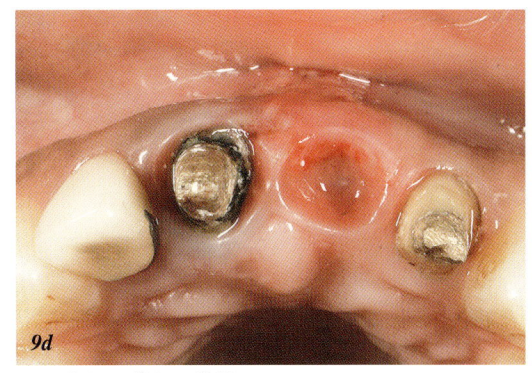

図 9c, d　抜糸時の上顎正面観および咬合面観．歯肉レベルは水平・垂直的な増大が獲得されている．

プロビジョナルレストレーション装着時

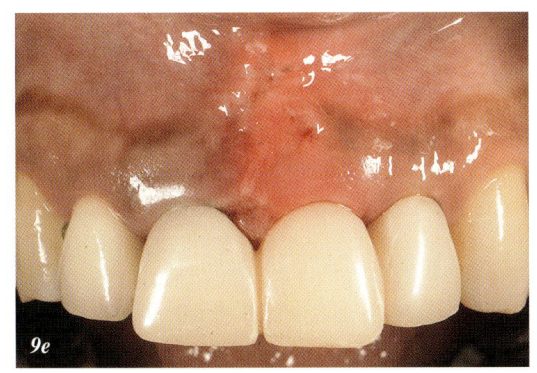

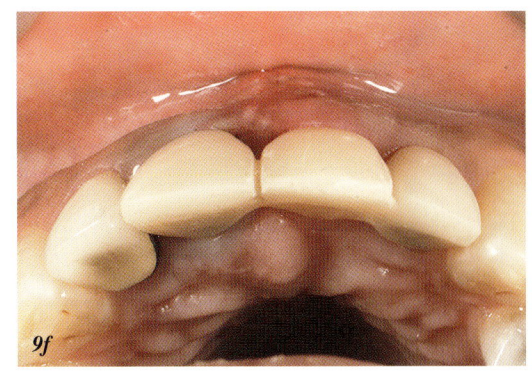

図 9e, f　プロビジョナルレストレーション装着時の上顎正面観および咬合面観.

PART 3　臨床実践編：天然歯

術後

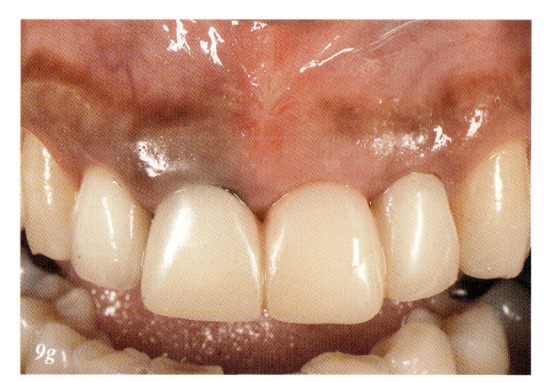

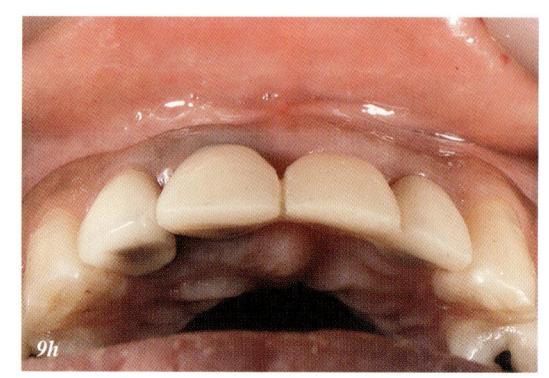

図 9g, h　プロビジョナルレストレーションにて経過観察を行った．

最終補綴物装着時

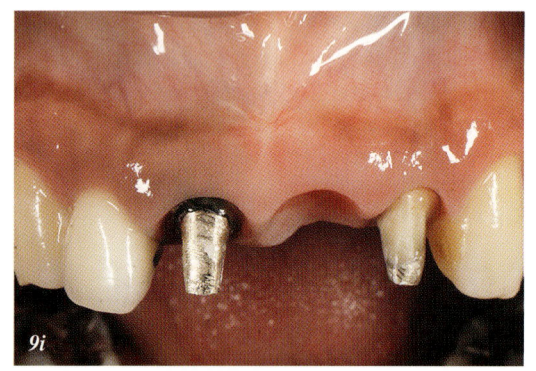

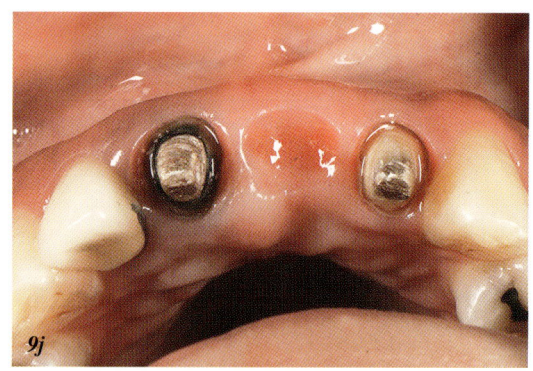

図 9i, j　最終補綴物装着前の正面観および咬合面観．水平・垂直的な増大により審美的なポンティックサイトが獲得されている．

術後1年

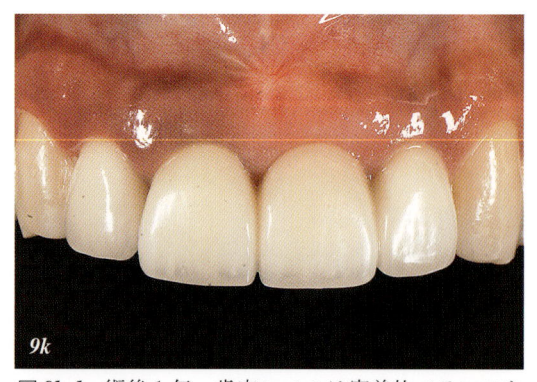

図 9k, l　術後1年．歯肉レベルは審美的バランスを維持している．

評価

　本ケースにおいて欠損歯槽堤においてもレジン製のポンティック表面に移植が成功することが証明されている．硬質レジンと軟組織の生体親和性がよいのはわかっていたが，一般的なアクリリックレジンの周囲でも軟組織の細胞が生きることがうかがえたケースである．そして軟組織が周囲の形態に順応した形で存在している．よって軟組織は接する器にその形態をコントロールされていると考えることができるのではないだろうか．

歯槽堤増大術：基本編

歯槽堤増大術：天然歯ブリッジのポンティックサイト③

■ 術前

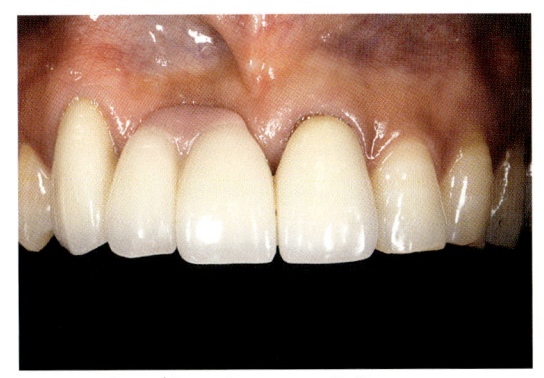

図 10a　③２１①のブリッジが装着されているが，患者は審美的にコンプレックスを抱えている．

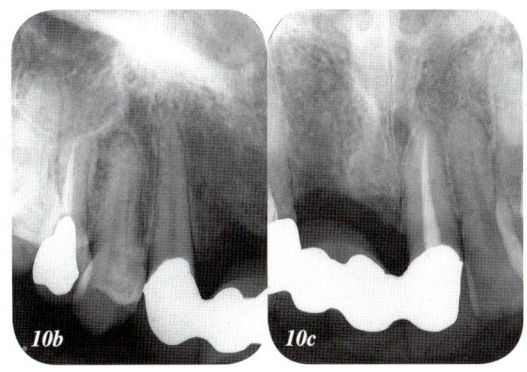

図 10b, c　歯槽骨のレベルは２１欠損部で大きく欠損しているものではない．

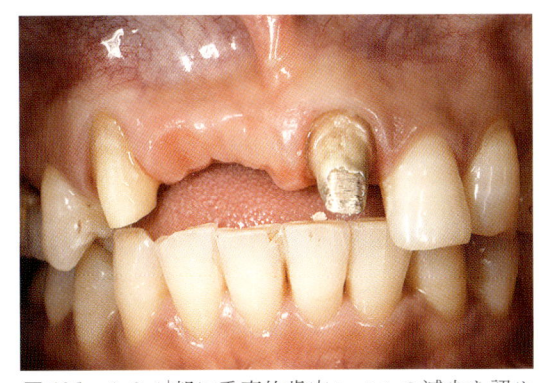

図 10d　３２１部に垂直的歯肉レベルの減少を認める．

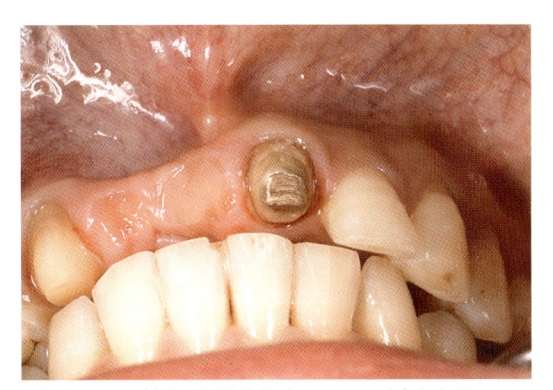

図 10e　２１部に水平的歯肉レベルの減少を認める．

垂直的歯肉ライン	３	３	３	１	２	３
隣在歯とのバランス		✓	✓	✓		
対称歯とのバランス		✓	✓	✓		
水平的歯肉ライン	３	３	３	１	２	３
隣在歯とのバランス		✓	✓			
対称歯とのバランス		✓	✓			

※問題と考える部位を「✓」する

67

PART 3　臨床実践編：天然歯

本ケースのポイント

問題点

- 2 1 の垂直的・水平的歯肉レベルの低下．
- もっとも欠損している場所が2 1 部の中間部に位置している．
- 3 部の垂直的歯肉レベルの減少を認め，さらに 3 はすでに支台歯形成を同じレベルまで行われている．

手術の目的と手技

① 2 1 部は二度の結合組織移植によって垂直的・水平的歯肉レベルとその形態を回復させる．
② 手術の前処置として 3 の矯正的挺出が必要である．

診断用ワックスアップ

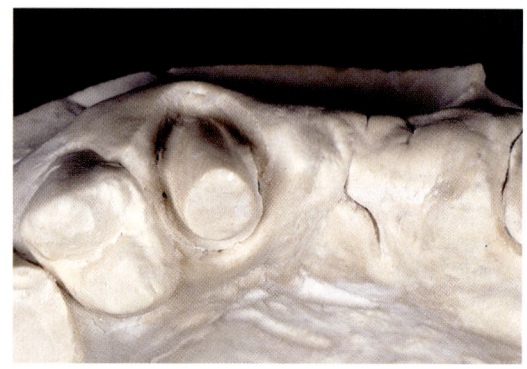

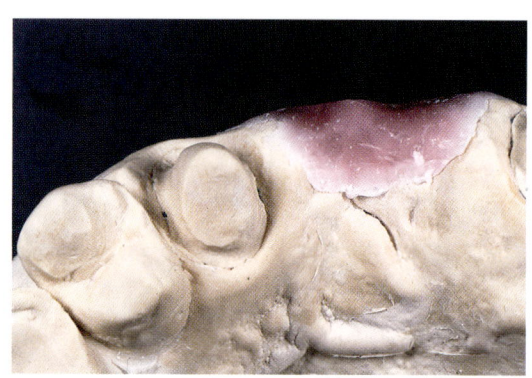

図 10f　スタディキャスト．スタディキャストの観察は手術の設計を立案するのに不可欠である．

図 10g　スタディキャストに理想的に軟組織のワックスアップを行っている．

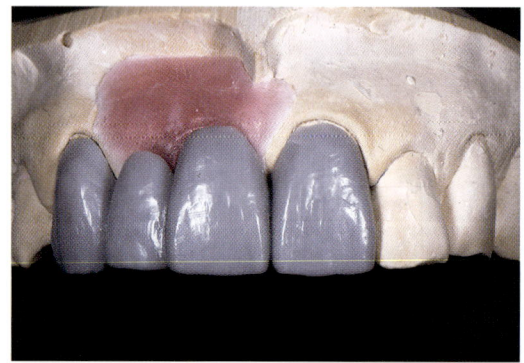

図 10h　ワックスアップは軟組織→歯冠部分の順に行う．補綴物の形態と歯肉の形態はともにつくられるものである．

歯槽堤増大術：基本編

一次手術（2005.11.17）

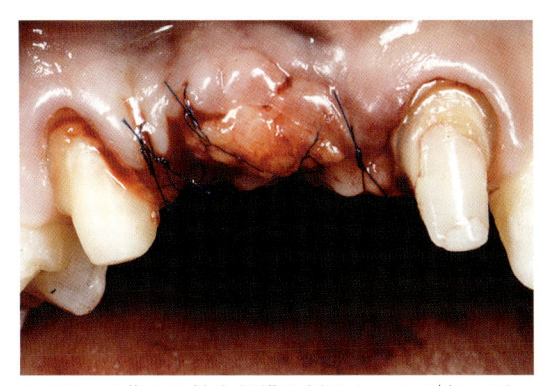

図10i 口蓋より結合組織を採取し，2|1 部へ厚い移植片をオンレーグラフトしている．

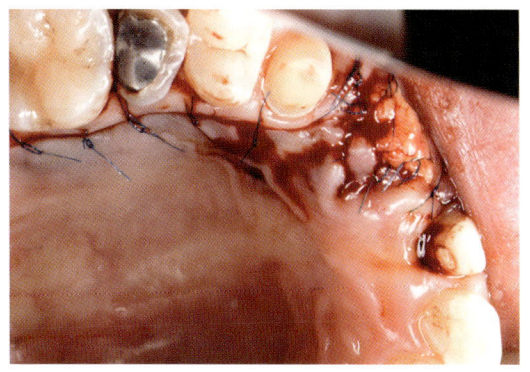

図10j 縫合．部分層弁にて形成された歯肉弁内に移植片を挿入し，歯肉弁を戻している．

Point

［切開］　　　　　　　　　　［縫合］

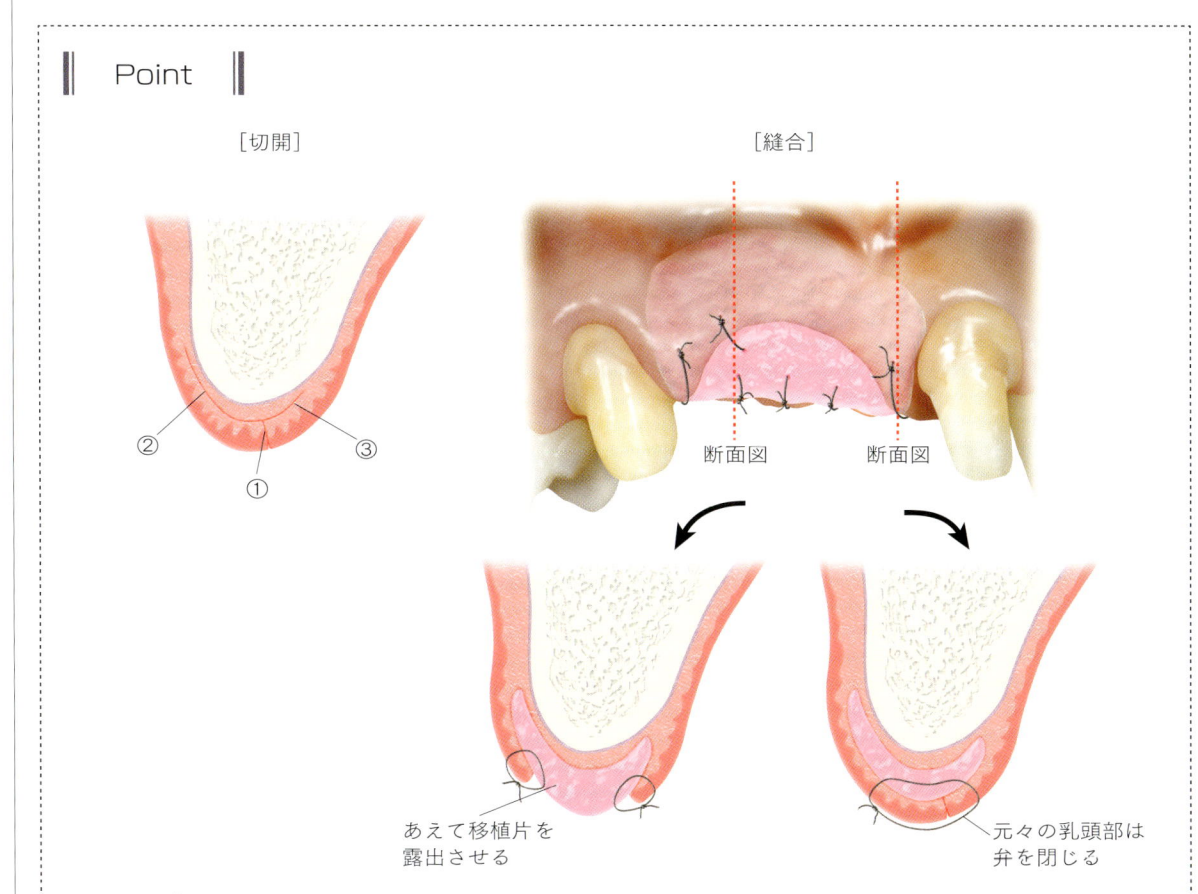

断面図　　　　断面図

あえて移植片を露出させる　　元々の乳頭部は弁を閉じる

- **切開**・3|1 部唇側遠心隅角部より歯肉溝切開をそれぞれ近心隅角部まで行う．歯槽頂切開は垂直に約1.5mmの深さまで切開する（①）．この切開から同様の厚みで唇側を部分層弁にて形成する（②）．歯肉弁は可動するように MGJ を越えて切開する．口蓋も同様の厚みで切開するのだが，口蓋は約 3〜5mm の幅で切開をとめておく（③）．
- **縫合**・採取した結合組織片を口蓋の弁に縫合しとめておく．つぎに唇側の弁を縫合する．まず両側の乳頭部を移植片とともに口蓋の弁に縫合する．2|1 の中央部，乳頭が形成される付近はあえて移植片を露出させて粘膜の角化を期待する．

PART 3　臨床実践編：天然歯

■ プロビジョナルレストレーション装着時／一次手術後 1 か月

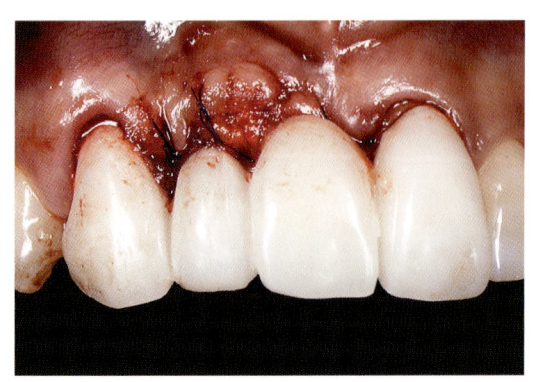

図 10k　縫合後，術前に製作しておいたプロビジョナルレストレーションを装着する．

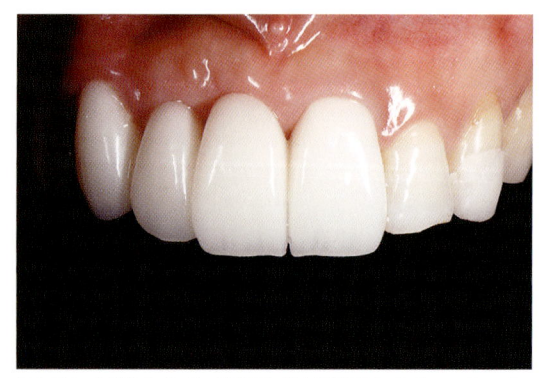

図 10l　術後 1 か月．良好な治癒経過をたどっている．

■ 二次手術（2006. 4. 6）

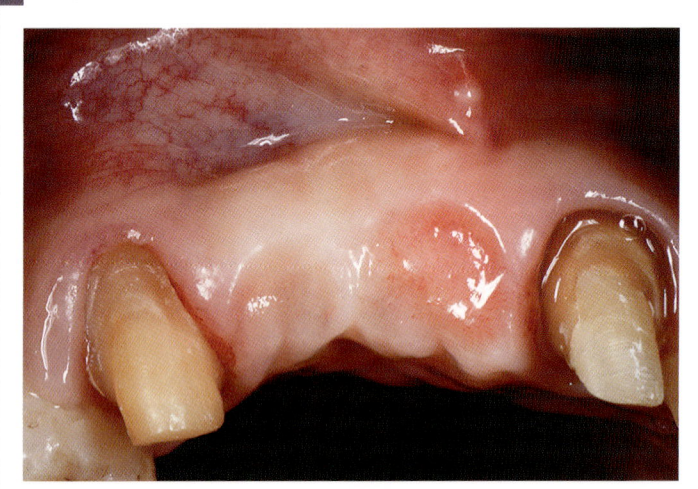

図 10m　水平的歯肉レベルは十分獲得されている．

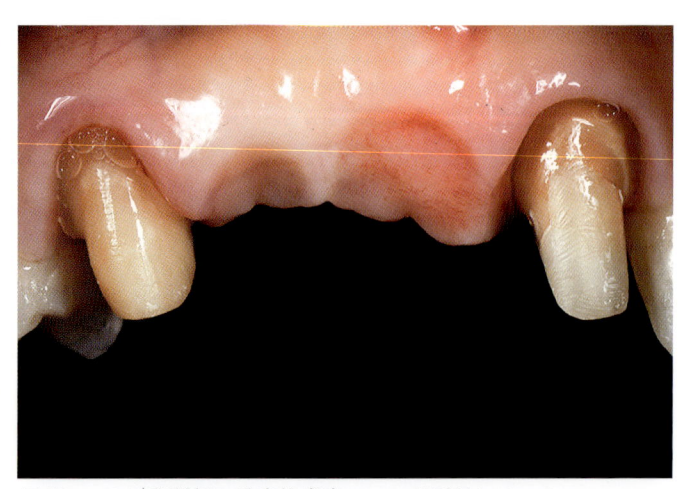

図 10n　2 1 乳頭部の垂直的歯肉レベルが不足している．

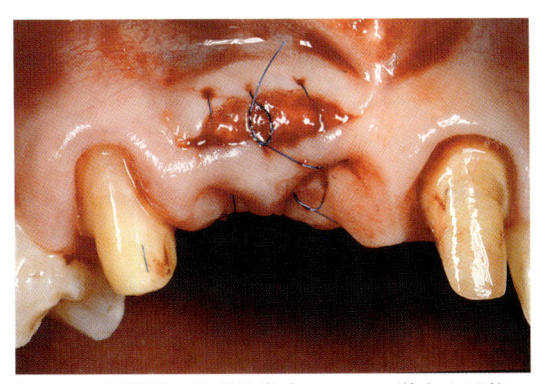

図 10o　乳頭部の垂直的歯肉レベルの増大を目的にインレーグラフトを応用する．縫合はたったの3か所で移植片をとめている．縫合後にプロビジョナルレストレーションが装着されるためこれで十分である．

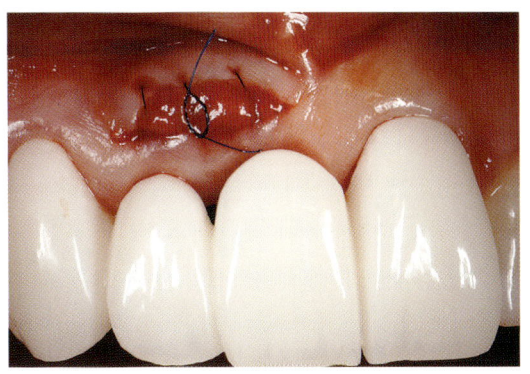

図 10p　縫合後はポンティック形態を調整し，プロビジョナルレストレーションを再装着する．プロビジョナルレストレーションのポンティック基底部が歯肉を加圧するようにポンティック部を調整する．

Point

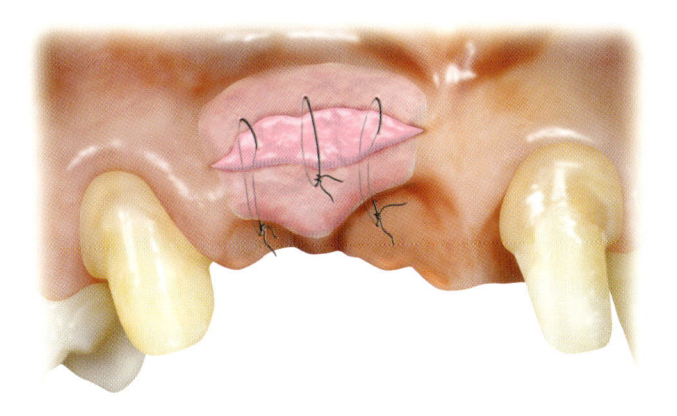

　結果的に水平的レベルも増大しているが，この術式においては歯肉の水平的レベルの増大は考えず，単純に垂直的レベルの増大を考慮し，単純なインレーグラフトを用いている．このように手術の目標を1つに絞り込めれば手術を単純化することができる．

PART 3　臨床実践編：天然歯

■ 試適

図10q, r　ポンティックと歯肉がきれいに調和している．

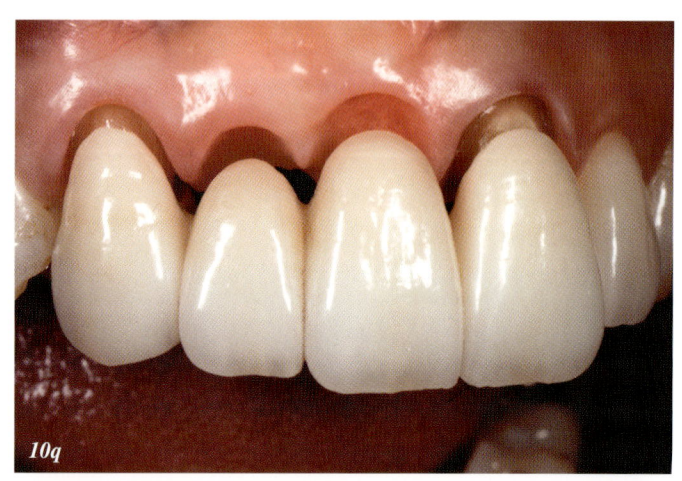

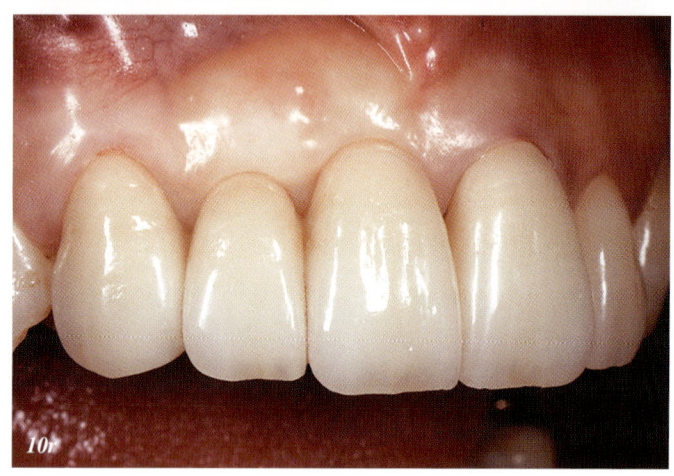

■ 最終補綴物装着時

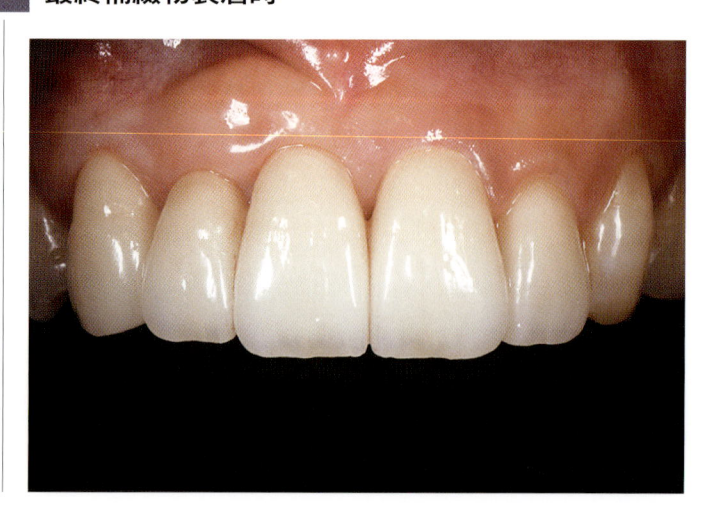

評価

二度の手術を適応したことで角化歯肉の幅と高さを欠損部に形成でき，自然な歯肉レベルを獲得できた．

図10s　最終補綴物装着時．歯肉レベルの垂直的・水平的増大が図られ，審美的な形態を獲得されている（補綴は大河雅之氏による）．

歯槽堤増大術：応用編① 補綴前処置

歯槽堤増大術の考え方：応用編① 補綴前処置

前項では，歯槽堤増大術の考え方について，「基本編」として3ケースを通じて解説した．ここからは「応用編」として，より臨床的な状況における歯槽堤増大術，具体的には補綴前・後，さらにはリカバリーとしての歯槽堤増大術の応用法について，p13で示した「歯槽堤のタイプに応じた増大法の分類（Suzukiの分類）」とともに，8ケースを通じて解説したい．

- 補綴前処置としての歯槽堤増大術
- 補綴後処置としての歯槽堤増大術
- 補綴後のリカバリーとしての歯槽堤増大術

ここではまず，従来型の「補綴前処置としての歯槽堤増大術」についてみていきたい．

補綴前処置としての歯槽堤増大術①

術前：concave-hill

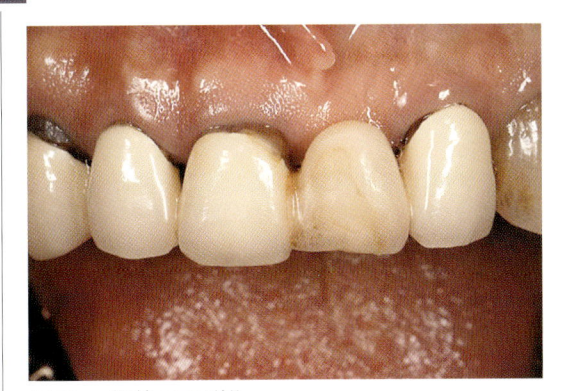

図 11a　術前の正面観．

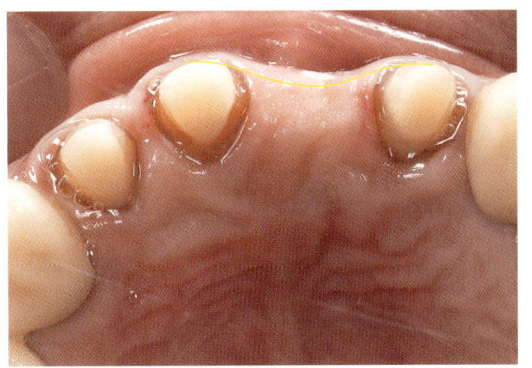

図 11b　$\underline{1}$ に concave-hill タイプの歯槽堤欠損を認める．結合組織移植を用いた歯槽堤増大術にて対応することとした．

垂直的歯肉ライン	3̲	2̲	1̲	1̲	2̲	3̲
隣在歯とのバランス						
対称歯とのバランス						
水平的歯肉ライン	3̲	2̲	1̲	1̲	2̲	3̲
隣在歯とのバランス				✓		
対称歯とのバランス				✓		

※問題と考える部位を「✓」する

PART 3　臨床実践編：天然歯

本ケースのポイント

問題点
- 垂直的歯肉レベルは十分存在するが，水平的歯肉レベルが減少しており，ridge type は level-hill より concave-hill と考える．

手術の目的と手技
①本ケースは，単純な水平的歯肉レベルの欠損であり，欠損量も多くはない．よって，厚めの結合組織片が採取できれば1枚の移植片にて再建できると考えた．欠損が小さいので弁の移動量も少ないためエンベロープフラップを用いることとした．

手術（2003.12.11）

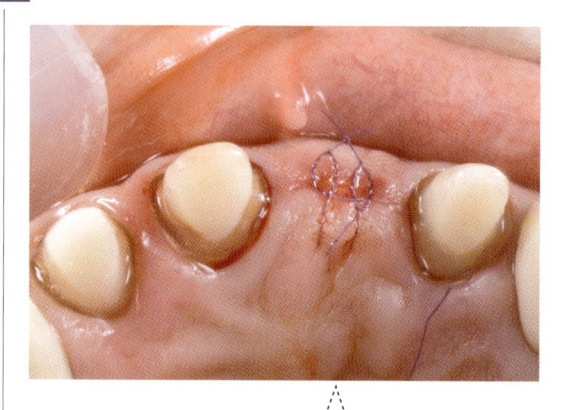

図 11c　トンネリングテクニックにて，エンベロープフラップを形成している．口蓋側から採取した結合組織をエンベロープフラップ内に挿入し，切開線部にて7-0で縫合した．

Point

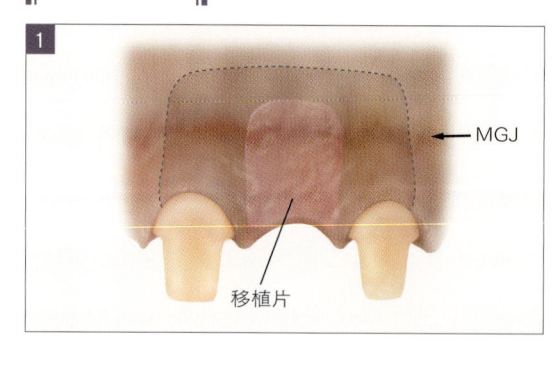

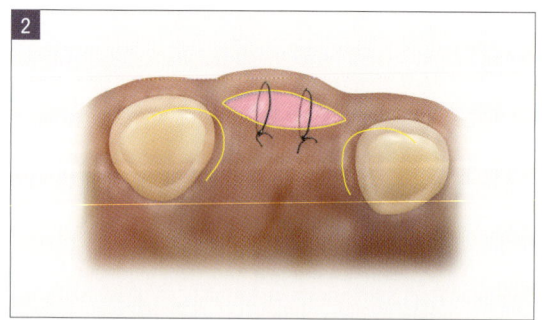

切開：まず 1 の唇側遠心隅角部から口蓋側近心隅角部までの歯肉溝切開および 2 の唇側遠心部隅角から口蓋側近心隅角部までの歯肉溝切開，そして歯槽頂切開を唇側寄りに乳頭を含まない状態に入れる．そして，トンネリングテクニックにて，MGJ を越える位置まで歯肉弁を形成する（1　注：この際，歯肉弁が唇側乳頭部を含めて可動するように十分，剥離・切開を行う）．

縫合：口蓋側より比較的厚い移植片（結合組織）が採取できたため，欠損部の状態に合わせ移植片をトリミングし，図のように2か所，単純縫合を行っている（2）．

プロビジョナルレストレーション装着時

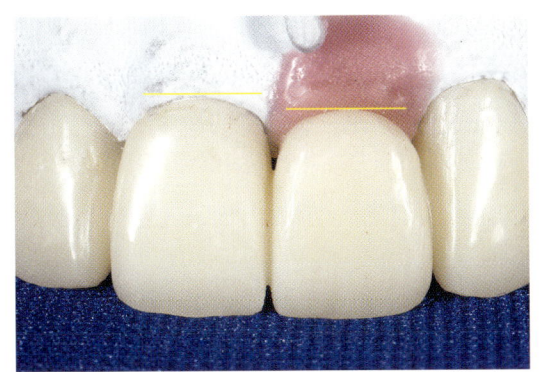

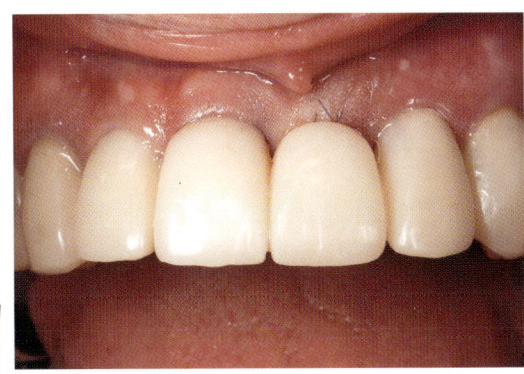

図11d　ワックスアップにて，歯肉の増大量をはかる．

図11e　プロビジョナルレストレーション装着．

‖ Point ‖

　本症例は補綴処置を補綴医（山﨑長郎氏）が行うため，診断用ワックスアップを用いて十分なディスカッションをしている．結果，補綴医から約1mm高く歯槽堤を形成してほしいとの要求があったため，ワックスアップにて約1mm高い歯槽頂をつくり，それに合わせプロビジョナルレストレーションを製作している．プロビジョナルレストレーション装着は縫合後に行うが，この際，ポンティック基底面が歯槽堤に密に接していることを確認する．筆者はそれを周囲の歯肉に若干の貧血帯ができることで確認している．

最終補綴物装着時

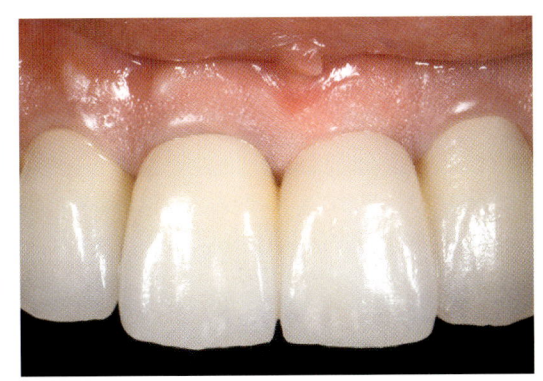

図11f　最終補綴物装着時（補綴は山﨑長郎氏による）．

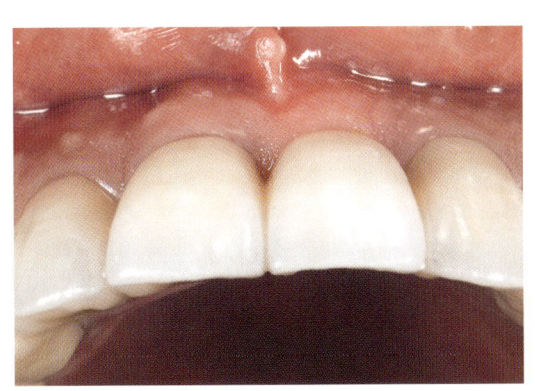

図11g　歯肉が安定していることがうかがえる．

PART 3　臨床実践編：天然歯

■ 術後2年

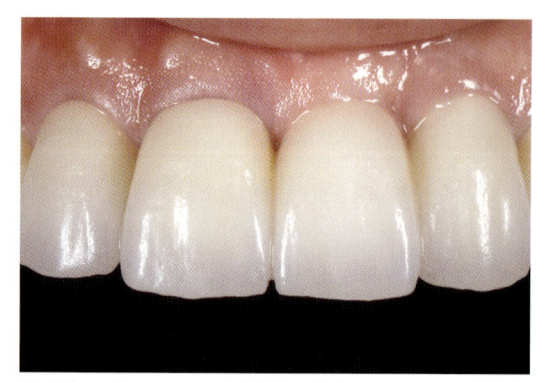

図11h　ポンティック周囲の歯肉スキャロップは変化なく，よいバランスを保っている．

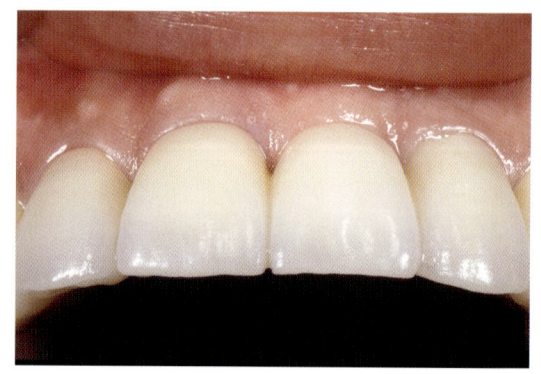

図11i　歯肉のカントゥアも吸収することなく，左右対称の形態を維持している．

■ 術後3.5年

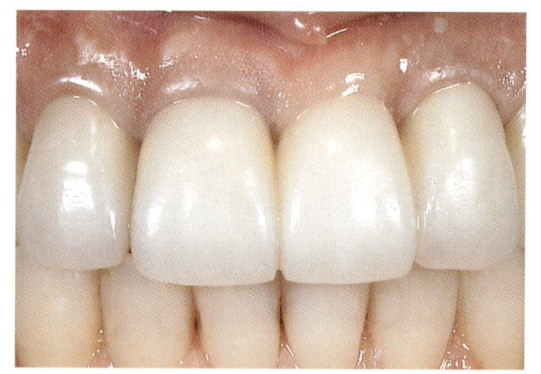

図11j　術後3.5年．良好な状態が保たれている．

評価

　本ケースは歯槽堤の高さを対称歯の歯肉レベルに対し1mm高く設定している．補綴医は形態の微調整を行う可能性を考え，若干高い設定の高径を要求しており，適確な診断用ワックスアップとともに術前のディスカッションの重要性を感じた．このようにシビアな要求が患者にある場合，若干の過保証の原理を適応すべきである．

補綴前処置としての歯槽堤増大術②

術前：convex-valley

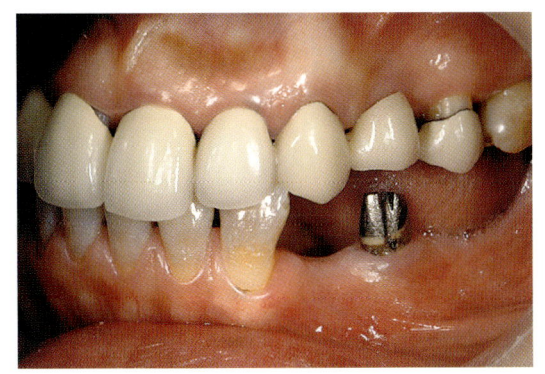

図 12a　術前の左側方面観.

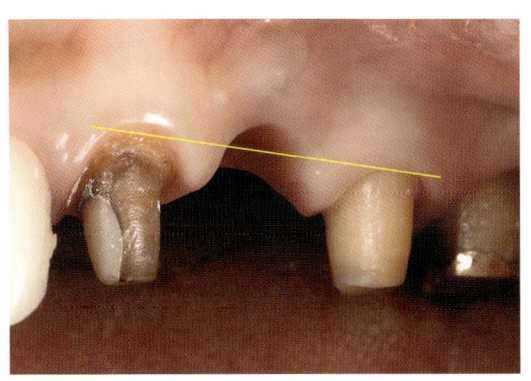

図 12b　⌊4部歯槽堤は垂直的に約 3 mm の欠損が認められる．よって，connective tissue inlay graft を適応することとした．

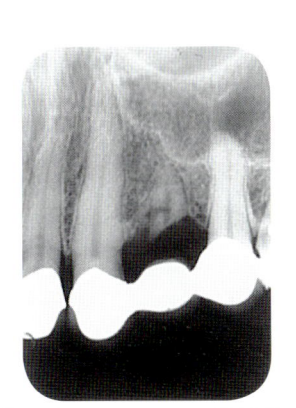

図 12c　術前のデンタルエックス線写真.

垂直的歯肉ライン	⌊3	⌊4	⌊5	⌊6
隣在歯とのバランス		✓		
対称歯とのバランス		✓		
水平的歯肉ライン	⌊3	⌊4	⌊5	⌊6
隣在歯とのバランス				
対称歯とのバランス				

※問題と考える部位を「✓」する

本ケースのポイント

問題点
- 垂直的歯肉レベルが両隣在歯と比較し根尖側に位置している（convex-valley）．また，歯肉の性質は浮腫性である．

手術の目的と手技
①本ケースは，以前に頬側に結合組織移植を残根抜歯時に適応していたため，非常に珍しい垂直的歯肉レベルのみの再建を目的とされた．しかもそれは審美性の回復であったため，頬側の歯肉レベルを垂直に増加するための connective tissue inlay graft を用いた．

PART 3　臨床実践編：天然歯

■ 手術（2002.7.25）

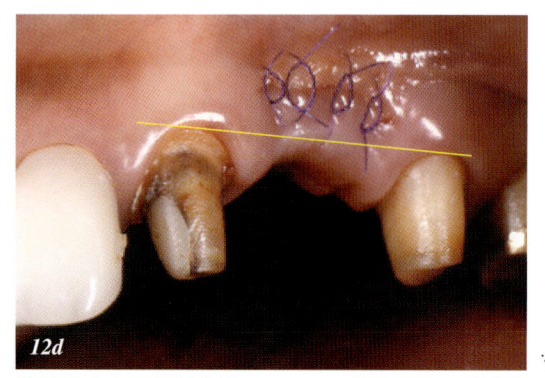

12d

移植片を水平切開部分に6-0で縫合した．移植片は形成したフラップのサイズとぴったり合うように慎重にサイズを測り，トリミングする．
切開：❶ 3|の遠心，|5 の近心への歯肉溝切開，❷歯槽堤の口蓋側より1/3あたりに骨に到達する深さの歯槽頂切開，❸唇側から歯槽頂切開に繋がる切開の順で行う（**1**）．そして，❸の切開線からトンネルを形成するように両乳頭下までマイクロブレード（CK2）にて切開を入れ，唇側から2/3ぐらいまで乳頭を含んでの歯肉弁を形成する．切開を行う際の注意点は，❷の水平切開はMGJを越えず角化歯肉内で収めることと，歯肉弁の可動性を十分に確保することである．
縫合：移植片をインレーグラフトし頬側2/3の歯槽頂を歯冠側に押し上げる（**2**）．歯槽頂切開部は，プロビジョナルレストレーションのポンティック基底面で押さえることができるため，縫合はしない❹．

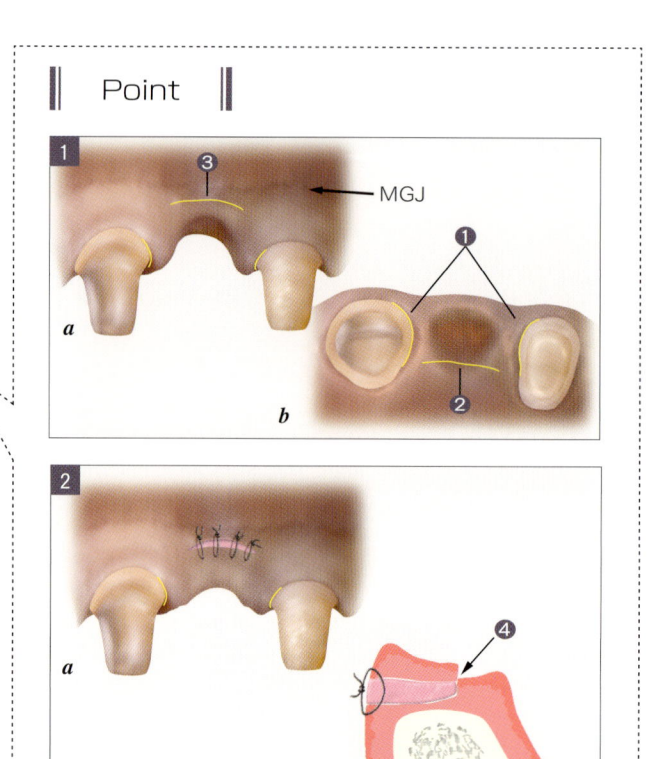

Point

1 　　　❸　　　MGJ
a
b　　　❶　❷

2
a
　　　❹
b

■ プロビジョナルレストレーション装着時

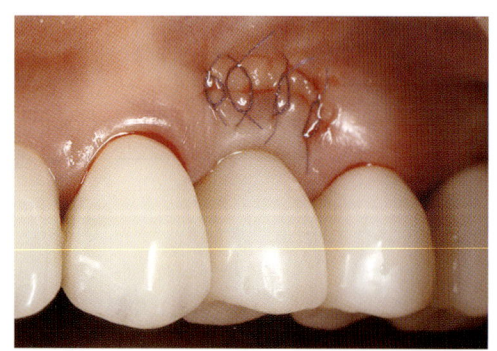

図12e　縫合後，プロビジョナルレストレーション装着．ポンティック周囲の歯肉には，ほんのわずか貧血帯が認められる．ポンティックと歯槽部が密着していることを示していると思われる．

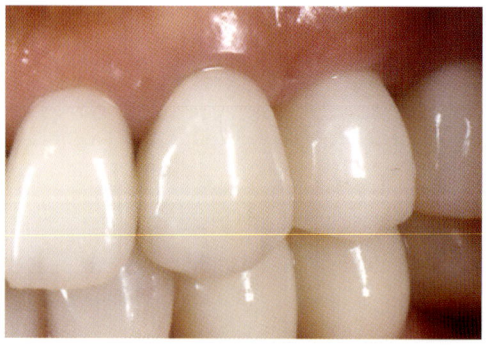

図12f　術後，1週間の状態．治癒は順調な経過をたどっている．

本ケースの歯肉はやや浮腫性を示していたため，縫合時の外観よりわずかに減少する可能性を考慮し1mm弱ではあるが垂直的レベルを歯冠側へ押し上げるように設定している．

歯槽堤増大術：応用編① 補綴前処置

■ 術後3か月

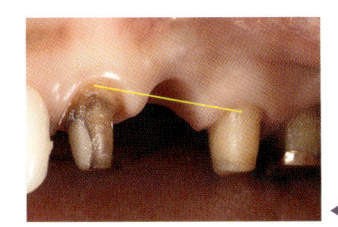

◀術前

‖ Point ‖
歯肉レベルを揃えるために垂直的に歯槽堤の増大を行った．しかし，求められるのは唇側における歯肉レベルであり口蓋側は必要ない．よって，唇側のみを増大させる計画を立てた．これは，採取できる移植片が限られている結合組織移植においては，有意義な方法と考える．

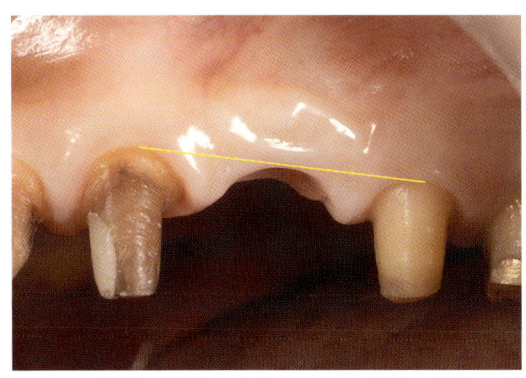

図12g 術前と術後の歯肉レベルの比較．術後，歯肉レベルは連続性を回復している．

■ 術後6か月／術後2年

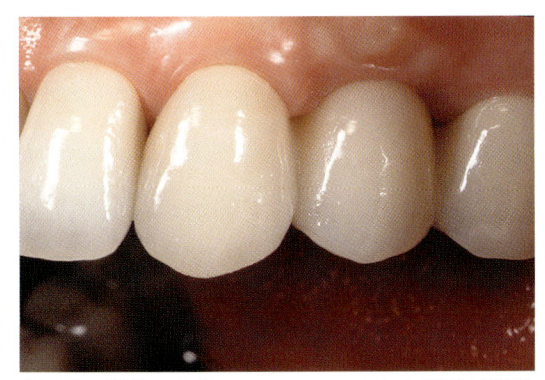

図12h 術後6か月．バランスのとれた最終補綴物が装着された（補綴は山﨑長郎氏による）．

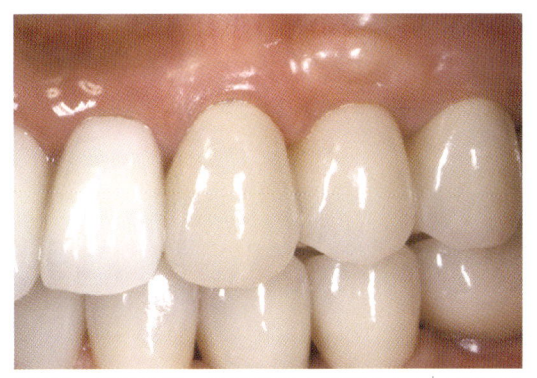

図12i 術後2年．外科処置の適応された|4部は退縮することなく良好な状態を維持している．

評価

術前の歯槽堤のタイプはconvex-valleyであった．この部分にインプラントを適応するということになれば，硬・軟組織の両方の再建を必要とする可能性が強いが，本ケースにおいてはブリッジの適応となっていたため，軟組織のみの再建にて試みている．つまりインプラントでは軟組織のみの再建では，軟組織を貫通するアバットメントの長さが長くなるため，硬組織の再建も行ったほうがより安定すると考えるためである．本ケースにおいてはプロビジョナルレストレーションでの経過を長めに見てもらうように補綴医に要求している．その結果もあいまってか，予後も歯肉レベルは変化なく安定した状態を保っている．

PART 3　臨床実践編：天然歯

補綴前処置としての歯槽堤増大術③

術前：concave-hill

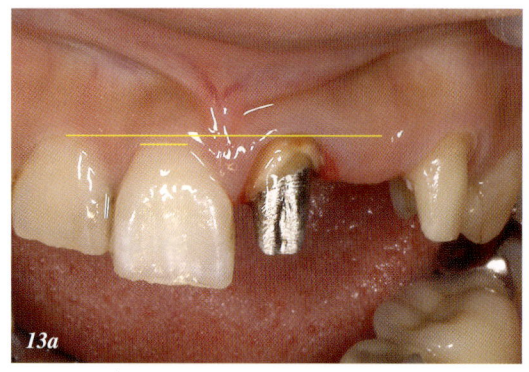

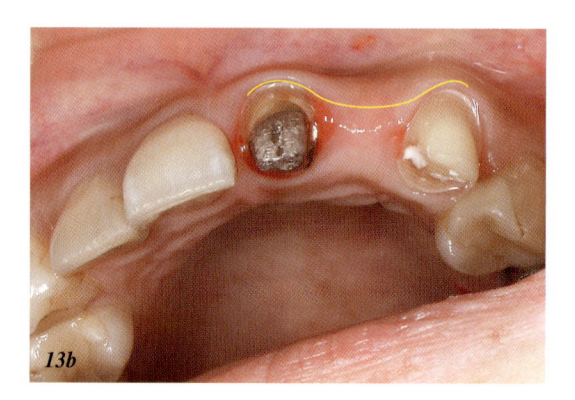

図 13a, b　|2 部に約 3 mm の水平的歯肉レベルの欠損を認める．

垂直的歯肉ライン	3|	2|	1|	|1	|2	|3
隣在歯とのバランス			✓			
対称歯とのバランス			✓			
水平的歯肉ライン	3|	2|	1|	|1	|2	|3
隣在歯とのバランス				✓		
対称歯とのバランス				✓		

※問題と考える部位を「✓」する

本ケースのポイント

問題点
- |2 部に約 3 mm の水平的歯肉レベルの欠損を認める．
- 歯肉の頬側最大豊隆部から歯根側に向かって凹面上に急激に欠損している．
- |1 部の垂直的歯肉レベルは歯冠側に位置している．

手術の目的と手技
① |1 の垂直的歯肉レベルの根尖側への移動および |2 の水平的歯肉レベルの増大．
② 本ケースは歯槽堤増大術と歯冠長延長術を近接する部位に行うことになるが，|2 の歯槽堤増大部はエンベロープフラップを用い，|1 の歯冠長延長術の部分のみオープンフラップを設ける．

歯槽堤増大術：応用編① 補綴前処置

手術(2007.10.11)

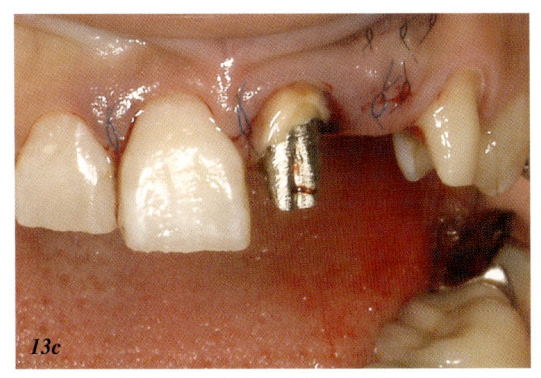

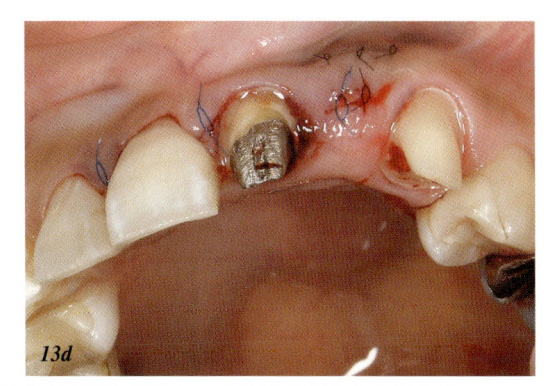

図 13c, D　|2 部は水平的に十分な歯肉レベルを回復し，垂直的にも左右対称的なレベルを形成できたと考える．

切開・縫合

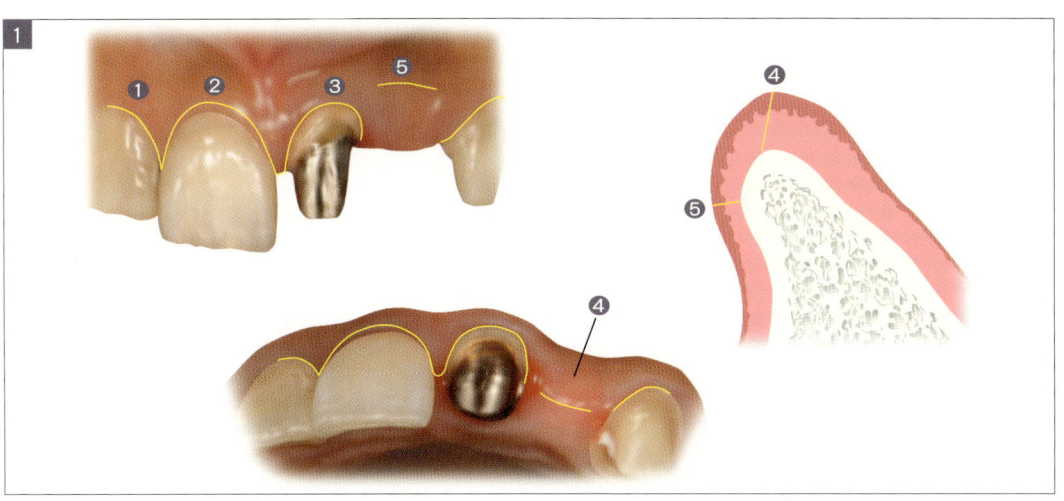

切開：**1** に示すように❶ 3|唇側遠心隅角から近心口蓋側までの歯肉溝切開，❷ |1 口蓋側遠心隅角から唇側近心隅角までの歯肉溝切開，❸ 1|1 乳頭部から 2|1 乳頭部までの歯槽頂切開，❹ |2 唇側近心から遠心隅角までの歯肉溝切開を行う．そして，❺のように水平切開を行う．これは，唇側歯槽骨が凹面形態を呈しておりトンネリングテクニックではアンダーカット部分にアクセスできなかったため，唇側に便宜的に切開を入れたものである．また，歯槽頂切開は Case 1 と同様の切開を行っている．

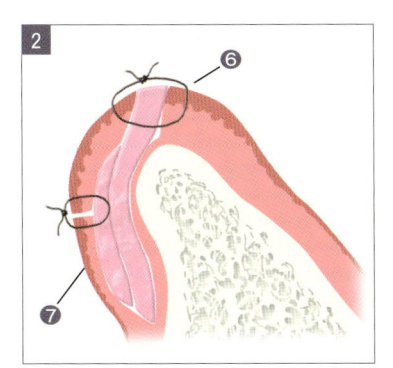

縫合：本症例では 2 枚の移植片を使用している．**2** に示すようにまず，1 枚目の移植片を歯槽頂切開部に縫合し（❻），次に 1 枚目より小さめの移植片を水平切開部分から挿入し（❼），その部分に縫い付けた．

PART 3　臨床実践編：天然歯

■ 術後・プロビジョナルレストレーション装着時

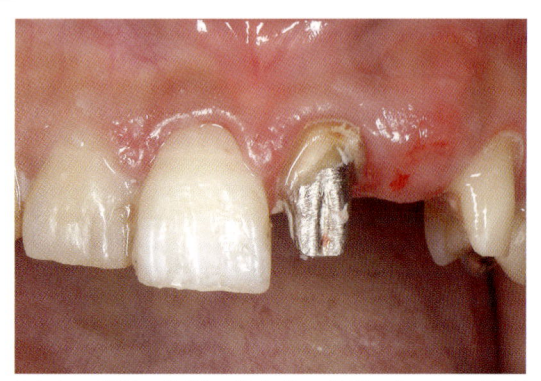

図 13e　術後1週間．抜糸後の状態であるが，治療経過が非常に良好である．|2水平切開部は9‑0で縫合したため非常に良好に治癒している．

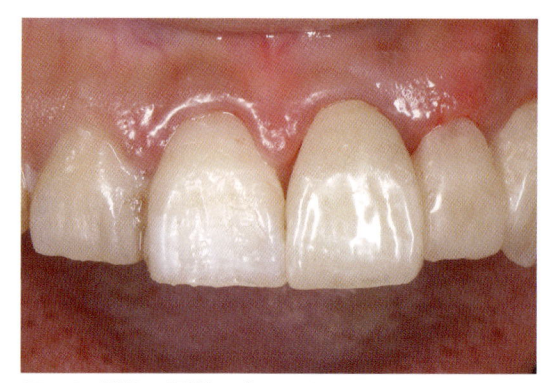

図 13f　術後1週間，プロビジョナルレストレーション装着時．良好で早い治癒経過がうかがえる．

‖ Point ‖
本ケースは唇側に急な凹面形態が存在したため，通常のトンネリングテクニックにてエンベロープフラップを形成することが困難であった．そこで，最大豊隆部に水平切開を加えて歯肉弁の形成を簡単にしている．

■ 術後1年

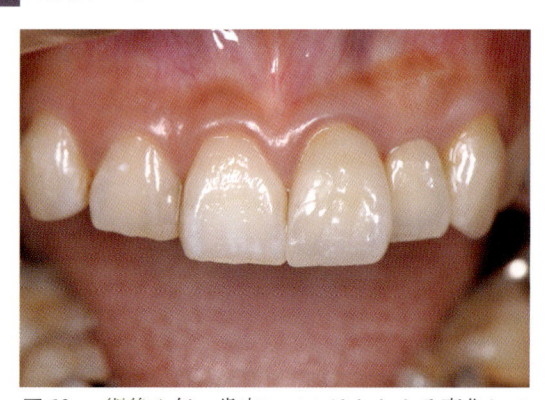

図 13g　術後1年．歯肉レベルはおおよそ変化していないが，1|1のスキャロップに違いが認められる（補綴は山﨑長郎氏による）．

評価

術後の歯肉形態を見ると，1|1の垂直的歯肉レベルにおいて歯肉スキャロップの形態が左右対称性を呈していない．これは，1|部の歯冠長延長が原因と思われる．もう少し近心部の歯肉を積極的に削除すべきであった．

歯槽堤増大術の考え方：応用編② 補綴後処置

　歯槽堤増大術は，そもそも補綴前処置として一般的に位置づけられている．その主たる理由は，外科処置後の形の変化を予測できないことにあると推測する．つまり，歯槽堤は増大したものの，治癒後の形はどう変化するのか，あるいはどれくらい収縮するのかといった不確実さが前処置に位置づけられる理由であろう．しかし，外科処置が十分計算の成り立つより精密なものであったらどうだろう．形の決まっているところに合わせた外科処置が可能になるのではないだろうか．筆者は11年間取り組んできたマイクロサージェリーによって，十分計算できる外科処置が可能であることを当初プロビジョナルレストレーションのステージで十分認識していたため，歯槽堤増大術を最終補綴後に適応するようにしてみた．その結果，次のような有効性があるため，近年ではこの方法を適応している．

①最終補綴物の形態がわかっていることで，必要以上の増大をしないですむため，ダメージを最小にすることができる．
②正確な手技が術前に決定するため，口蓋側からの結合組織の採取が計算でき無意味な侵襲を避けることができる．
③プロビジョナルレストレーションにてオベイトポンティックを用いた場合，プロビジョナルの破折，脱離が起こると形成した歯槽堤の形態が変化する．よって最終補綴後に行ったほうがトラブルによる形態の変化を防ぐことができる．
④治癒期間を短縮することができる．外科処置を行ってからだと最終補綴に移行するまで治癒期間を待たなくてはならない．

補綴後処置としての歯槽堤増大術①

■ 術前：concave-hill

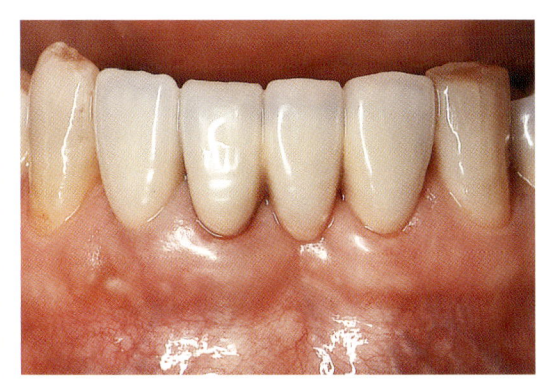

図 14a　ブリッジを仮着した口腔内．本症例では，術前に歯槽堤のワックスアップを行い，まずブリッジを製作している．

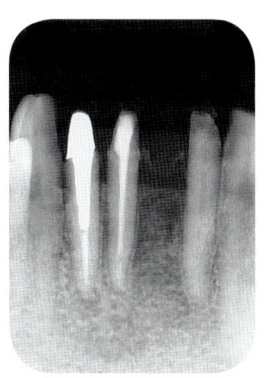

図 14b　術前のデンタルエックス線写真．

PART 3　臨床実践編：天然歯

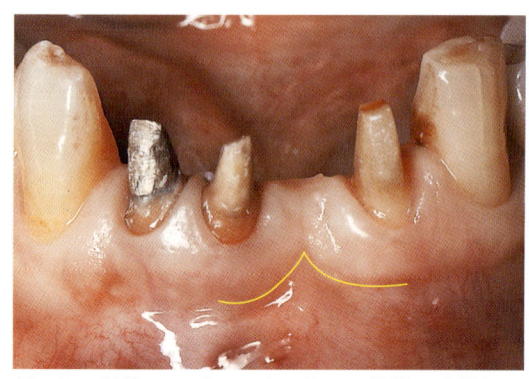

図 *14c*　仮着したブリッジを外した状態．歯槽堤の水平的な欠損が認められる．欠損の状態は concave-hill である．MGJ の位置が歯冠側に位置している．

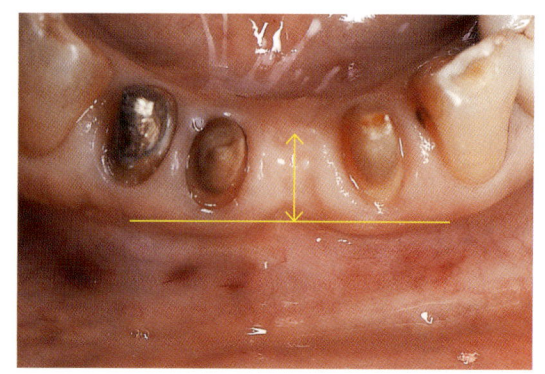

図 *14d*　欠損状態は狭い幅であるが，深く舌側に入り込んでいた．水平的歯肉レベルは大きく欠損している．

垂直的歯肉ライン	3⏋	2⏋	1⏋	⏌1	⏌2	⏌3
隣在歯とのバランス						
対称歯とのバランス						
水平的歯肉ライン	3⏋	2⏋	1⏋	⏌1	⏌2	⏌3
隣在歯とのバランス				✓		
対称歯とのバランス				✓		

※問題と考える部位を「✓」する

本ケースのポイント

問題点

- 水平的歯肉レベルは幅は狭いが大きく欠損している．また，それにつれて MGJ のレベルが歯冠側に位置している．1⏌部にわずかな歯根露出を認める．

手術の目的と手技

① ⏌1 部の水平的歯肉レベルの改善のための軟組織歯槽堤増大ならびに ⏌1 の歯根露出に対する根面被覆術（垂直的歯肉レベルの改善）．
② 2 枚の移植片を用いて，⏌1 部の水平的欠損と 1⏋⏌1 部の水平的歯肉レベルの改善を行うべく，結合組織移植を適応する．

歯槽堤増大術：応用編② 補綴後処置

■ 手術（2003.4.7）

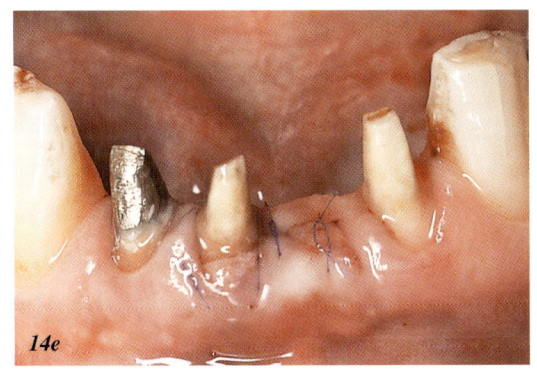

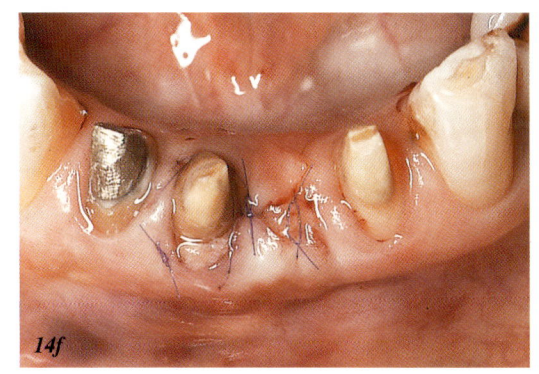

図 14e, f　結合組織移植にて|1 の歯槽堤の増大を図った．また，|1 の歯根面が若干露出していたため，|1 に根面被覆術を行っている．

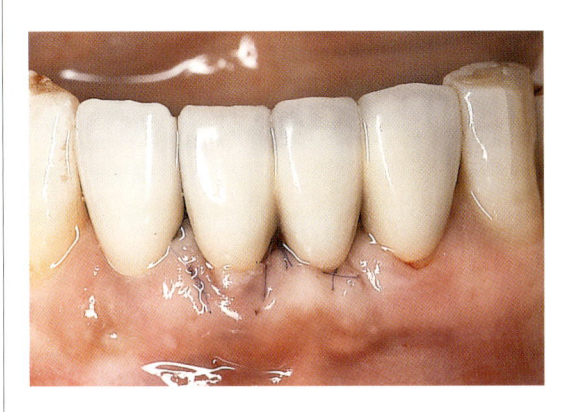

図 14g　縫合の終了と同時に補綴物を仮着している．この際，|1 のポンティック部が歯槽堤に密着していなければならない．

‖ Point ‖

|1 部の歯槽堤の豊隆の目安は |1 のポンティックが歯槽堤を加圧しているか否かである（ブリッジ再装着時にわずかに貧血帯を認めるくらい）．補綴物の外形は理想的に製作されているため，この外形に合わせていけば自然と良好な形態をつくることができる．

PART 3　臨床実践編：天然歯

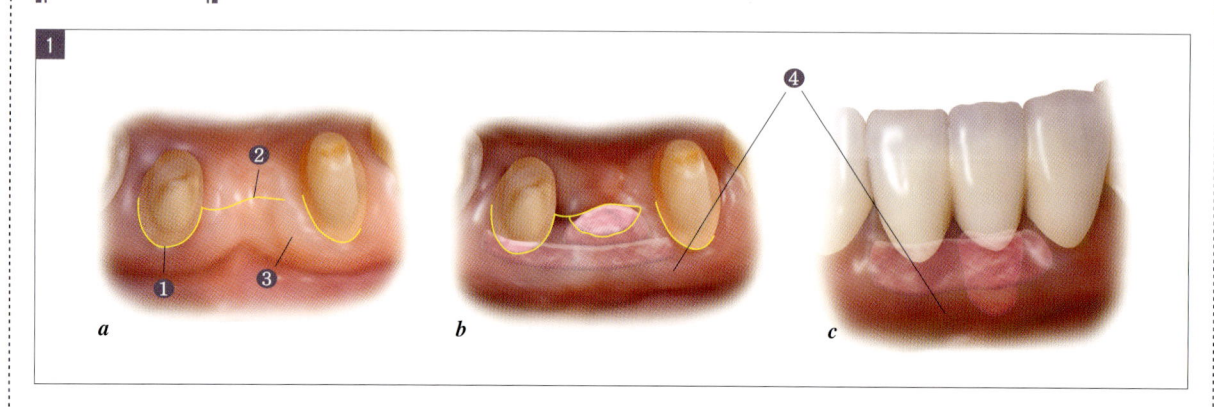

切開・縫合

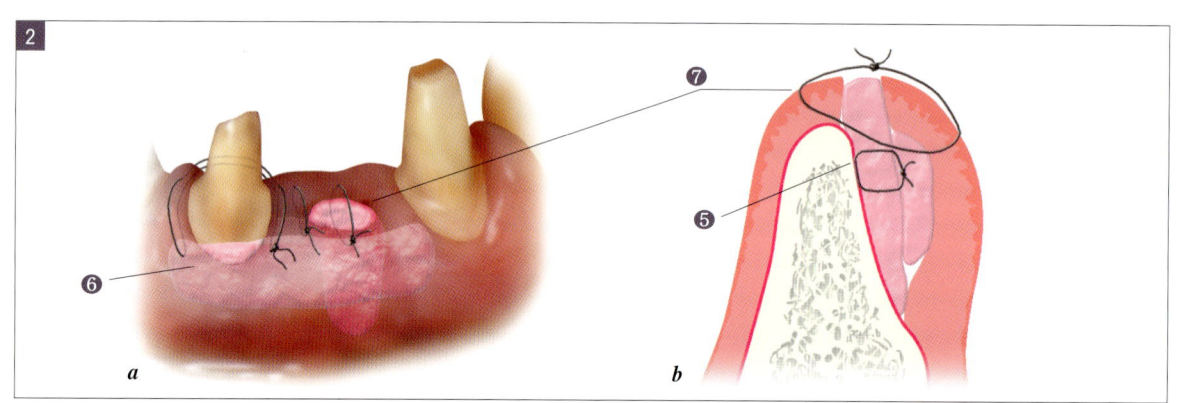

切開：**1**-*a* に示すように，まず1|遠心隅角から近心隣接面に歯肉溝切開を加える（❶）．1|部歯槽頂切開近心は1|部の歯肉溝切開につなげ（❷），遠心は乳頭部を残すように|2隣接面には切開をつなげない（❸）．最後に，|2部の近心隣接面から遠心隅角部まで歯肉溝切開を行う．

縫合：移植片（結合組織）は2枚用いた（❹）．まず，1枚目の移植片を1|欠損部に7-0の吸収性縫合糸（クロミック）を用いて骨膜縫合を行う（❺）．次に，1|の根面被覆を行うために歯肉弁と移植片を同時に懸垂縫合する（❻）．1|1歯間乳頭部については追加の単純縫合でしっかりフラップを閉じた（❼）．2枚目の移植片は，先の懸垂縫合の後に **2**-*b* のように歯肉弁，移植片，そして舌側の歯肉弁と針を通し，縫合している．

術後1週間

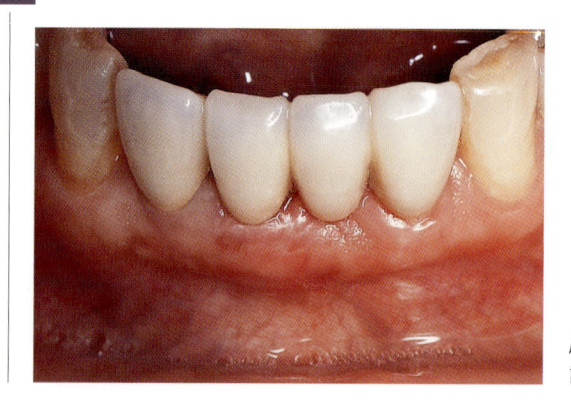

図 **14h**　術後1週間．治癒が非常に速く，よい経過が認められる．

歯槽堤増大術：応用編② 補綴後処置

術後10か月

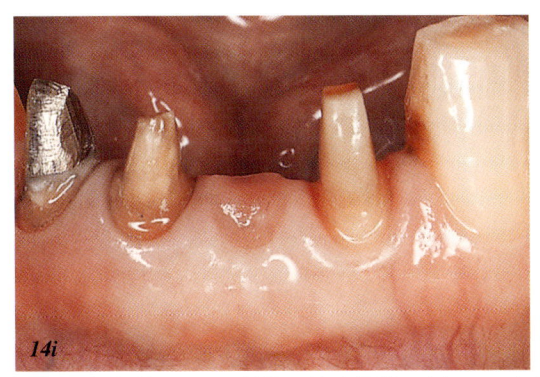

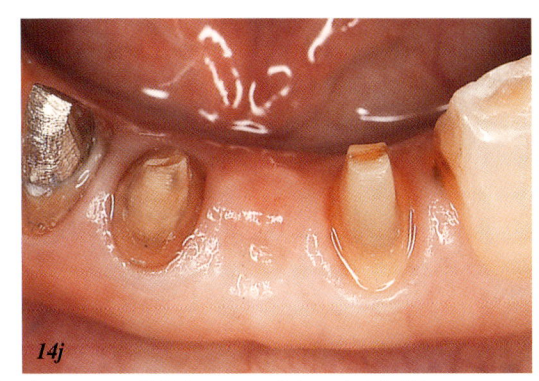

図 14i, j　術後10か月の状態．治癒経過は良好で，安定した状態である．この結果をみて，ブリッジは合着している．

Point

ここでの外科手技でもっとも注意する点は，ポンティック形態に合った形の歯槽堤をつくるという点にある．もちろん，術前に補綴物を製作する際，補綴物の形態は外科処置を考慮してつくられるものであるが，手術では計画を確実かつ安全に行わねばならない．よって，結合組織移植直後に補綴物を試適装着した際，ポンティック周囲の軟組織が加圧された状態か否かのチェックをしなくてはならない．筆者はその判断を若干の貧血帯を観察できるか否かで行っている．

術後2年／術後7.5年

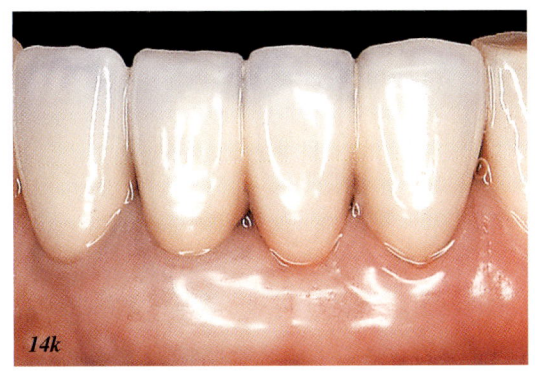

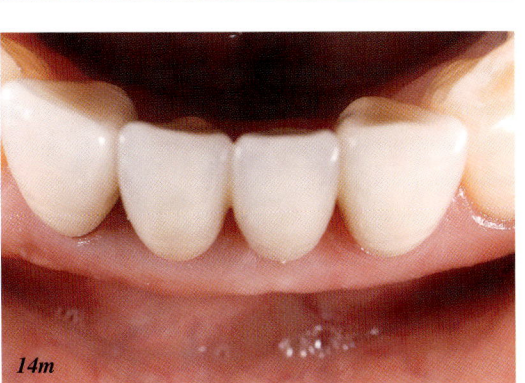

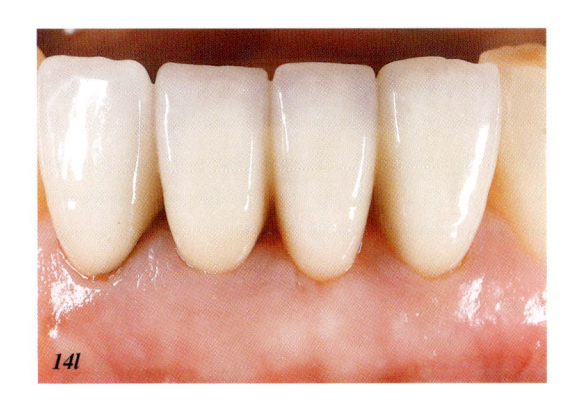

評価

　十分な診査と精密な手術を行うことで補綴物に合わせた外形を結合組織移植で形成することが本ケースをもって認められる．すなわちこの手法の予知性を示すものである．

図 14k〜m　術後2年（14k），および術後7.5年（14l, m）．ブリッジのポンティック周囲の歯肉は，術直後からほとんど変化を認めない．

補綴後処置としての歯槽堤増大術②

術前：concave-hill

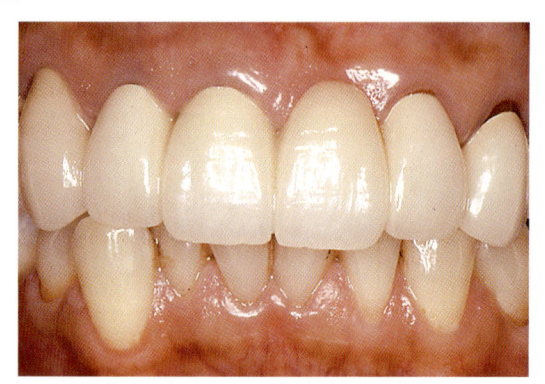

図15a 患者は1部に舌感の不快感と息が漏れるような感じがするといった不満をもっていた．その他にも改善すべき問題点があったため，再治療を決めた．

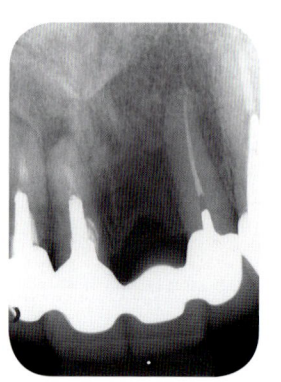

図15b 術前のデンタルエックス線写真．

垂直的歯肉ライン	3	2	1	1	2	3
隣在歯とのバランス						
対称歯とのバランス	✓					✓
水平的歯肉ライン	3	2	1	1	2	3
隣在歯とのバランス				✓		
対称歯とのバランス				✓		

※問題と考える部位を「✓」する

本ケースのポイント

問題点
- 1部の水平的歯肉レベルの減少．
- 患者の希望による治療期間の短縮化

手術の目的と手技
① 1部歯肉レベルの水平的増大．
② 手技はエンベロープフラップを用いた単純な軟組織歯槽堤増大であるが，治療期間を限定されたため，外科処置は補綴物製作後，装着時に行うことに決定する．

歯槽堤増大術：応用編② 補綴後処置

プロビジョナルレストレーション装着時

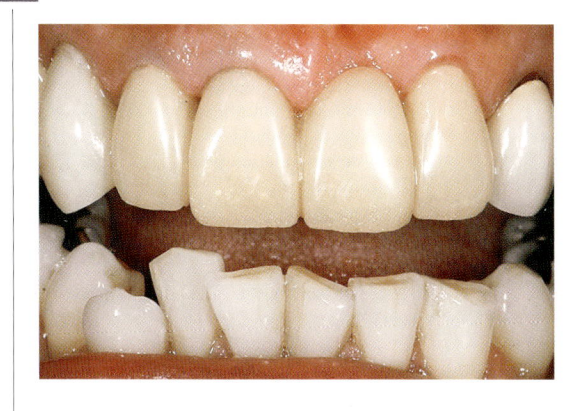

図 15c　プロビジョナルレストレーションにて，患者の不満を解決するようポンティック部分のシェイプをつくった．

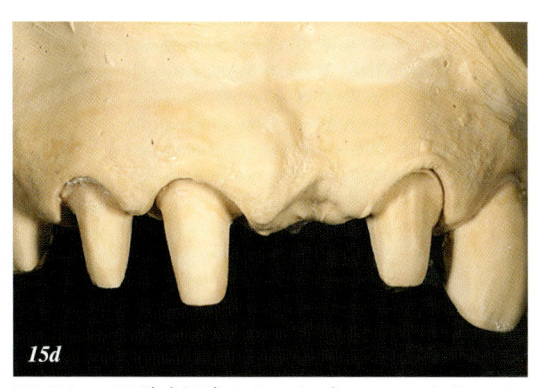

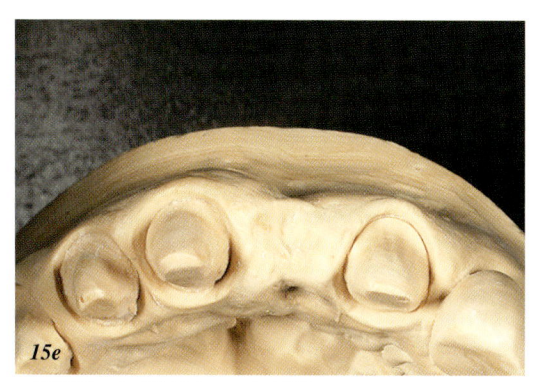

図 15d, e　口腔内写真よりスタディキャストをみることによって，歯槽堤の欠損状況がより理解できる．

ブリッジ製作

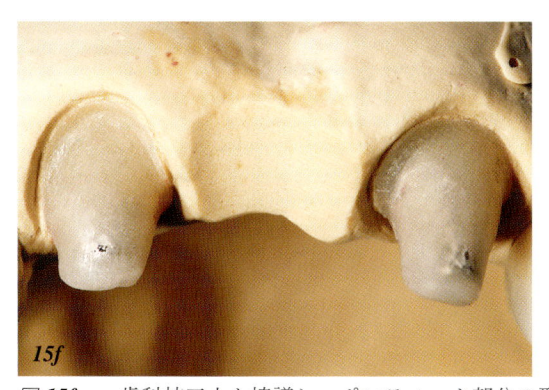

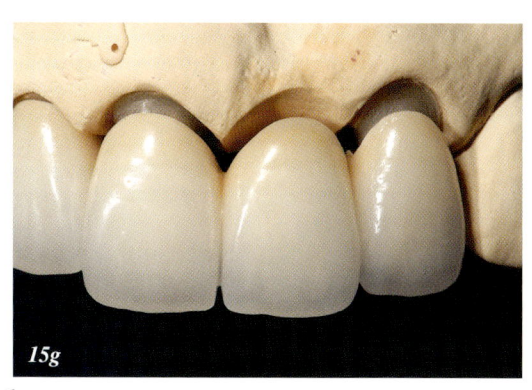

図 15f, g　歯科技工士と協議し，ポンティック部分の形態を決める．

‖ Point ‖
通常，このような症例に対してはオベイトポンティックを用いるが，垂直的歯肉レベルが歯冠側に高く位置している場合，オベイトポンティックは形態がつくりにくい．よって，十分スタディキャストおよびワックスアップを観察し，ポンティック基底面の形態を決める必要がある．本症例においては，モディファイドサドルの形態を用いている．

PART 3　臨床実践編：天然歯

手術(2007.10.25)

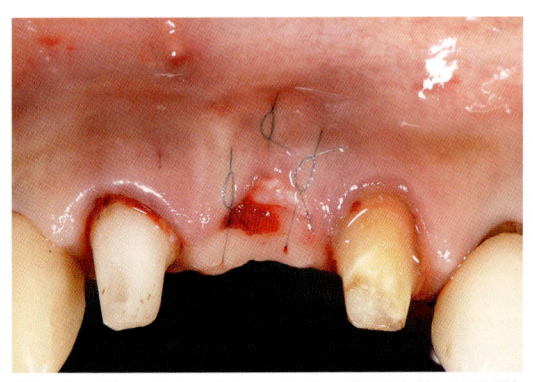

図 15h　②に示すように，2枚の移植片（結合組織）を用いて歯槽堤の豊隆をつくった．

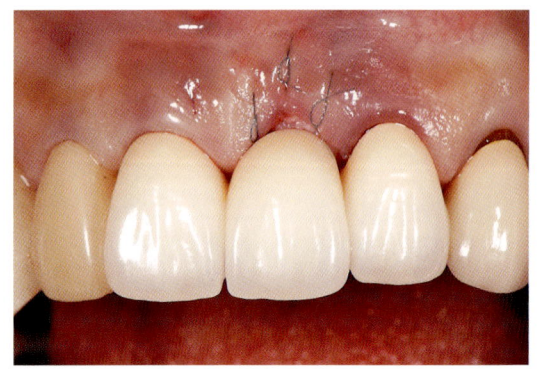

図 15i　縫合後直後，最終補綴物を仮着している．

切開・縫合

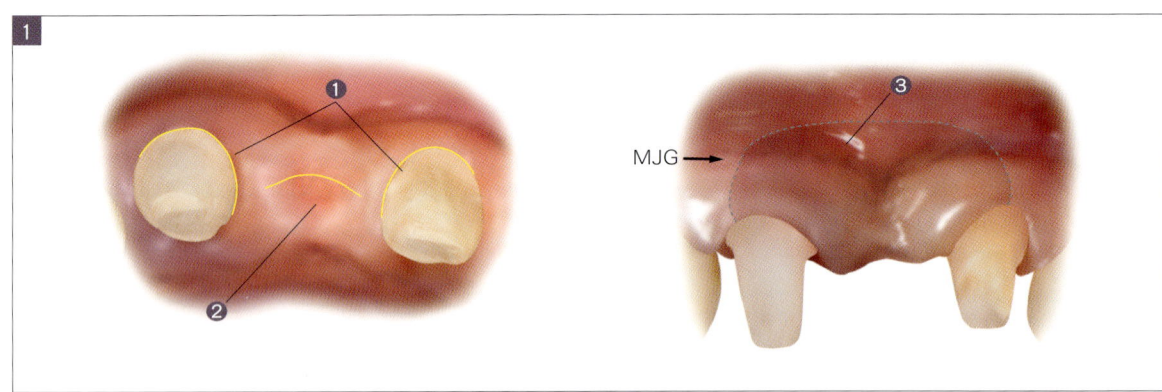

1

切開：2|1 遠心隅角から近心舌側隅角に歯肉溝切開を行う(❶)．そして，1| 歯槽頂部にポンティック外形線に沿って歯槽頂切開を行い(❷)，エンベロープフラップを形成する(❸)．

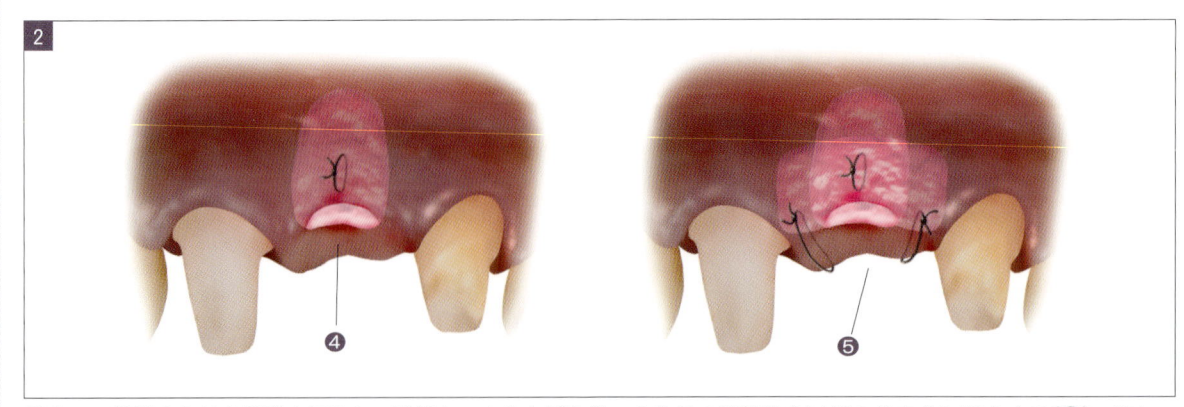

2

縫合：口蓋側より結合組織を採取し，形態をつくり上げた後，1枚目の移植片を唇側の歯肉弁に縫合する(❹)．次に，2枚目の移植片を1枚目の移植片の裏側に入れ，歯肉弁とともに近遠心2か所，縫合する(❺)．

歯槽堤増大術：応用編② 補綴後処置

最終補綴物装着後3か月

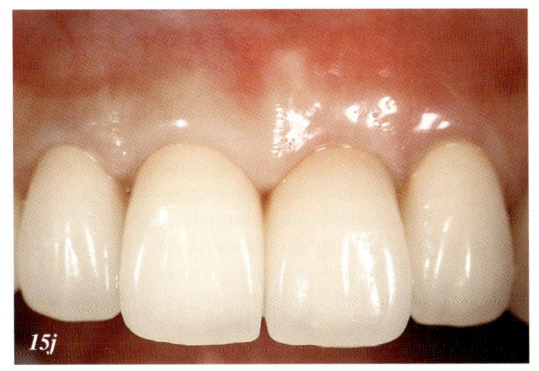

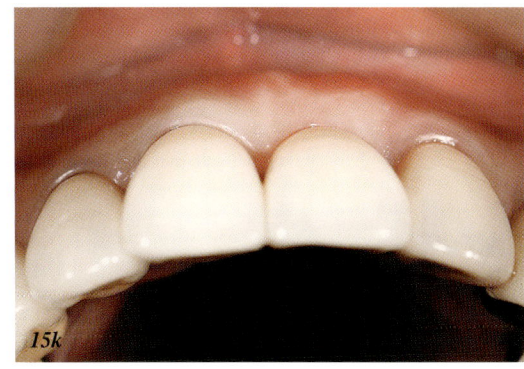

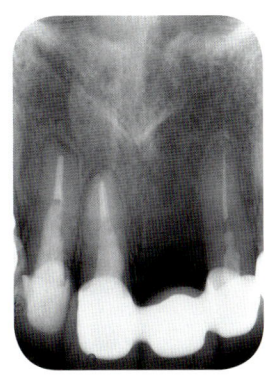

図 15j, k　補綴物装着後3か月の口腔内．ポンティック周囲の軟組織は良好な状態に治癒している．

図 15l　同・デンタルエックス線写真．

術後1.5年

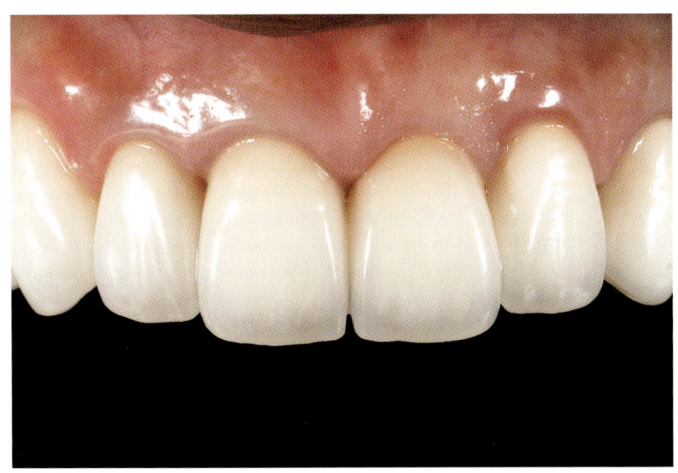

図 15m　術後1.5年の口腔内．

評価

患者が補綴を急ぐケースは臨床的によく遭遇する．このような際，外科処置を行って，その結果を待ってからでは期間がかかりすぎる．よって時間ロスをなくすために計画的に補綴物製作を優先させる．このケースも非常によい状態を術後も保っており，外科を優先させる手技となんら変わらぬ結果を獲得できる．

PART 3　臨床実践編：天然歯

歯槽堤増大術の考え方：応用編③　補綴後のリカバリー

　日常臨床のなかで修復治療の後に何らかの原因で歯肉退縮が起きることがある．それは，歯およびインプラント周囲にのみならず，ブリッジを適応した後のポンティック周囲にも認められる．このような場合，従来の考え方ではまず修復物のつくり変えということになろう．歯槽堤の吸収量が少なければ修復だけで対応し，大きければ補綴前処置としての歯槽堤増大術を適応した後にブリッジの製作を行うという方法がとられる．しかし，これでは元のスタートラインに戻ることを意味し，患者そして歯科医師どちらにとっても不利益となる．よって，外科処置のみで欠損を再建できれば問題の解決策としてはいたって簡単である．

　現在，歯周形成外科においては根面被覆術という術式は非常に予知性をもった術式として，いくつかの術式が確立されている．であれば，類似した理論でポンティック周囲に軟組織をつくることができてもよいと考え，日常臨床で実践していった．その結果，臨床的に十分予知性があることがわかったため，その理論と術式を報告する．

補綴後のリカバリーとしての歯槽堤増大術①

術前：concave-hill

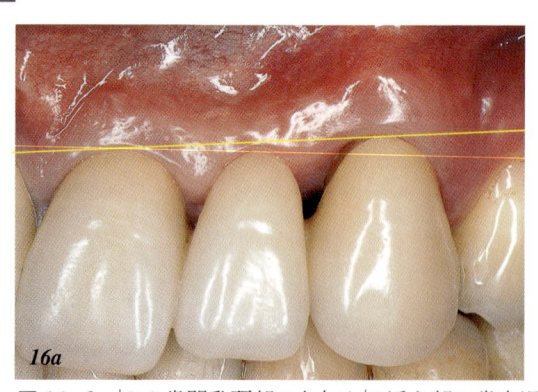

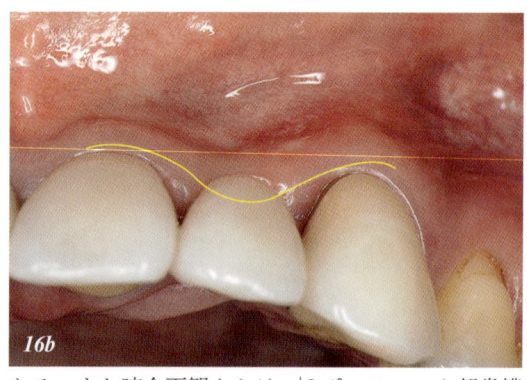

図 16a, b　|2 3 歯間乳頭部の欠如と|3 近心部の歯肉退縮が認められる．また咬合面観からは，|2 ポンティック部歯槽堤の水平的欠損が認められ，concave-hill のケースである．

垂直的歯肉ライン	1|	|1	|2	|3
隣在歯とのバランス			✓	✓
対称歯とのバランス			✓	✓
水平的歯肉ライン	1|	|1	|2	|3
隣在歯とのバランス			✓	
対称歯とのバランス			✓	

※問題と考える部位を「✓」する

本ケースのポイント

問題点
- |2部の歯肉レベルの水平・垂直的な減少にともない，|3部の歯根露出，|2 |3部のブラックトライアングルの出現を認める．
- 患者とのディスカッションで①2③のブリッジの再治療は否認される．

手術の目的と手技
① |2部周辺の水平・垂直的歯肉レベルの改善と同時に，|3の根面被覆，|2 |3部の歯間乳頭再建を行う．
② 2枚の結合組織片を用いて補綴物を除去することなく|1 2 3部にエンベロープフラップを形成し結合組織移植にて再建手術を行う．

スタディキャストによる術前診断

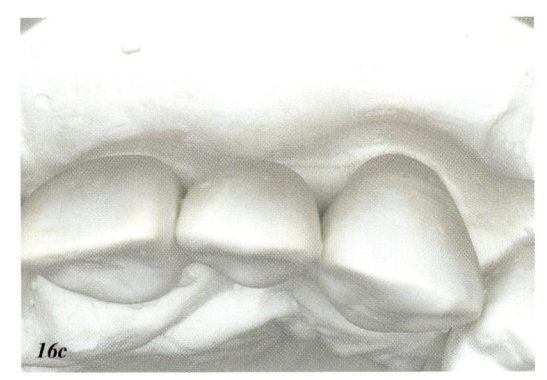

図16c, d スタディキャストによる術前診断．歯槽堤および歯間乳頭をどの程度再建するかは，術前に外科処置のための診断用ワックスアップを行って決定する．

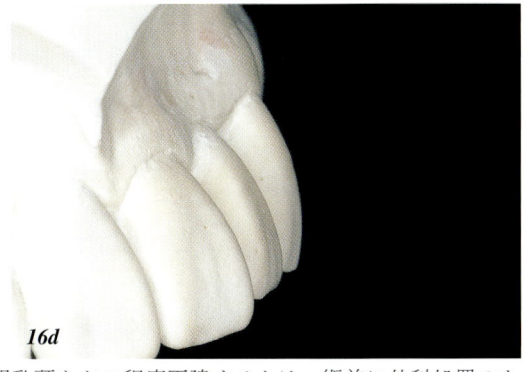

PART 3　臨床実践編：天然歯

移植片のシミュレーション

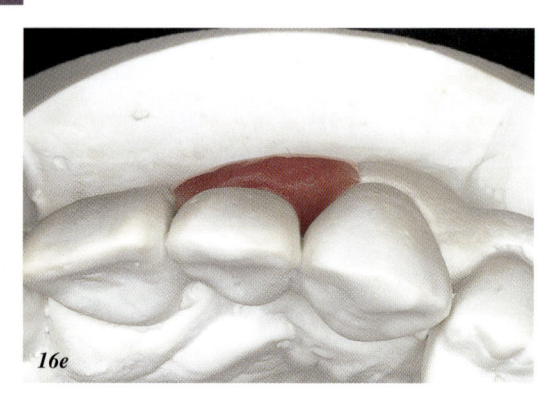

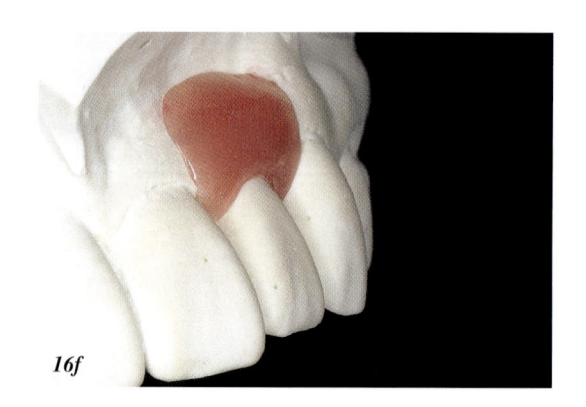

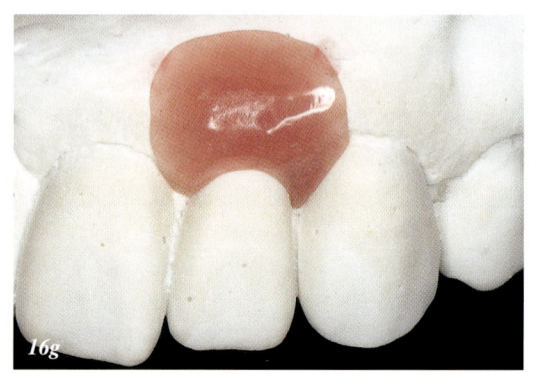

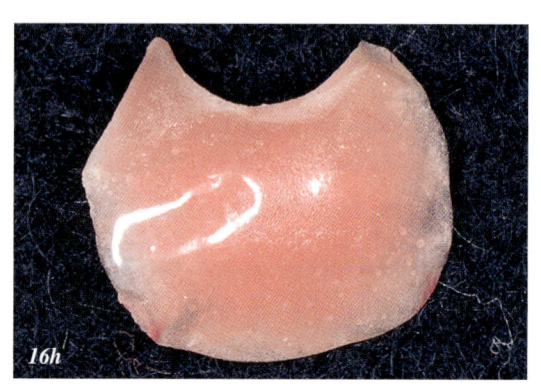

図 16e〜h　前述のとおり，歯槽堤および歯間乳頭をどの程度再建するかは，術前の診断用ワックスアップによって決定する．これは，ワックスをレジンに置き換えたものであるが，レジンでなくてもガム模型に使用するラバーを使ってもよい．これにより，移植片の量がおおよそ推測できるため，このような術前のシミュレーションは歯槽堤増大術には必要不可欠なステップと考えている．

‖ Point ‖

　本症例は，2̲3̲歯間乳頭を含み2̲唇側の歯肉弁が垂直的に可動する状態にしなくてはならない．そして，移植片縫合時に歯肉弁を歯冠側に移動させ懸垂縫合にて固定する．また，弁を移動させるために水平切開を用いているが，この水平切開をMGJを越えない位置に行うことで角化歯肉の幅を増やすことが可能となる．形に合わせていけば自然と良好な形態をつくることができる．

手術（2000.5.1）

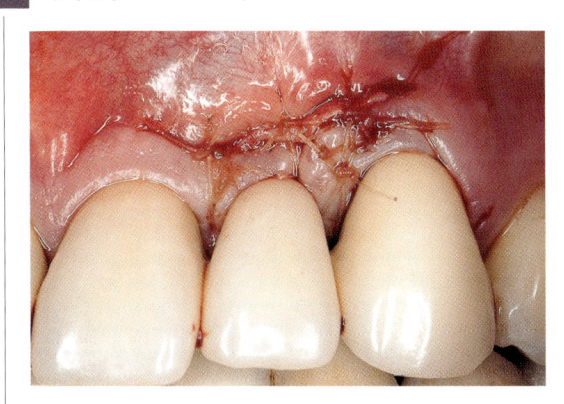

図 16i 縫合終了時．

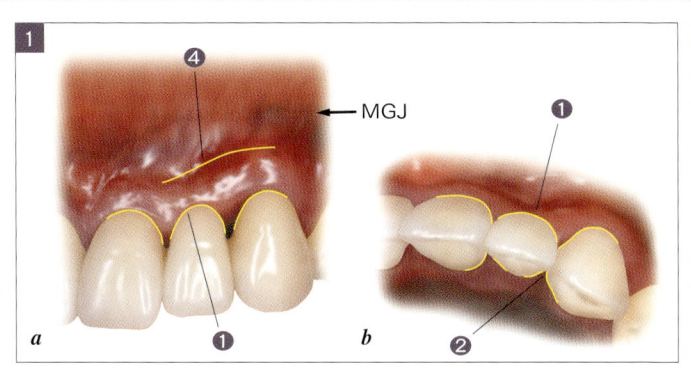

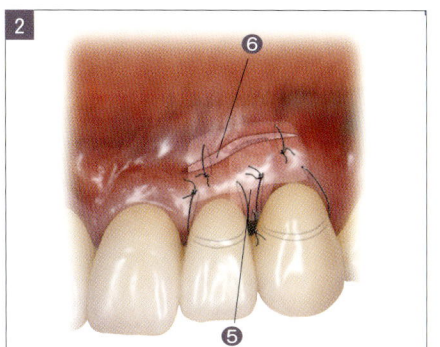

切開：|1 近心から 3| 遠心まで歯肉溝切開を行う．|2 はポンティックであるが，ポンティックの外形にそって歯肉溝切開と同様に|1 3|部の流れにそった切開を歯槽骨に達するように行う（❶）．また，舌側も同様に|1 中央部から近心に向けて，歯肉溝切開を行い，唇側の切開とつなげていく．同様に，❶-**b** に示すように|3 部に歯肉溝切開，|2 部に歯肉溝切開に準じた切開を行っていく（❷）．そして，唇側には水平切開を MGJ を越えない位置に行う（❹）．
縫合：|2 3 歯間乳頭下に適正なサイズに結合組織片を形づくり，口蓋側の歯間乳頭部に縫合する（❺）．つぎに，唇側に根面被覆と同様の考え方で，|1 遠心部から 3|近心部の長さのサイズの結合組織片を懸垂縫合にて縫合する（❻）．

術後3週間

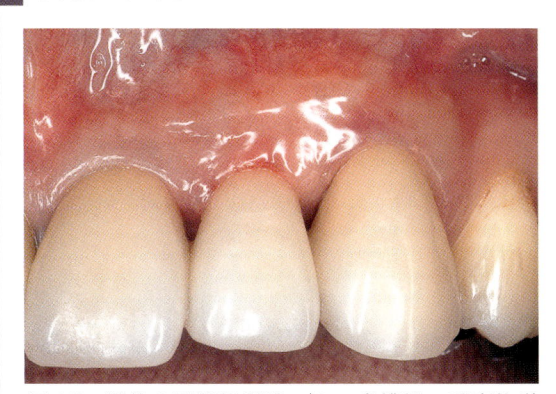

図 16j 術後3週間経過時．|2 の歯槽堤の垂直的増大，および|2 3 歯間乳頭の再生が認められる．

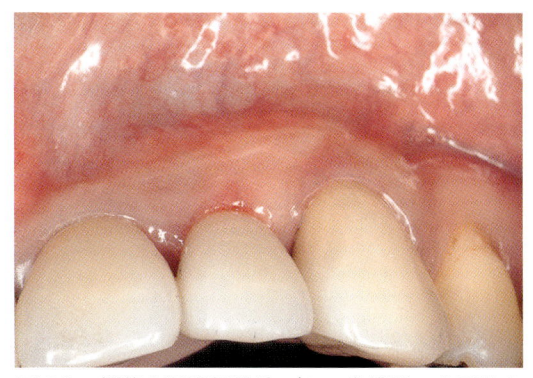

図 16k 術後3週間経過時．|2 の歯槽堤の水平的な増大が認められる．

術後2年

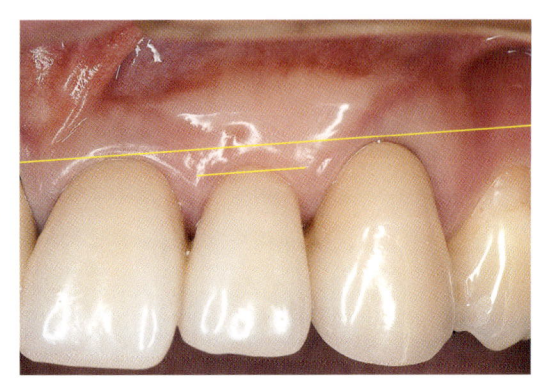

図16l 術後2年経過時．|2 3歯間乳頭は再生され，|1から|3にかけての歯頸線は自然である．

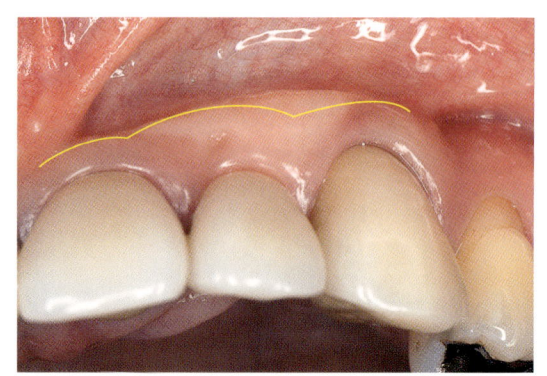

図16m 術後2年経過時．|2 3辺縁歯肉に安定感が認められる．とくに|2は術前と比べて，より自然感のあるポンティックへと変化している．

術後7年

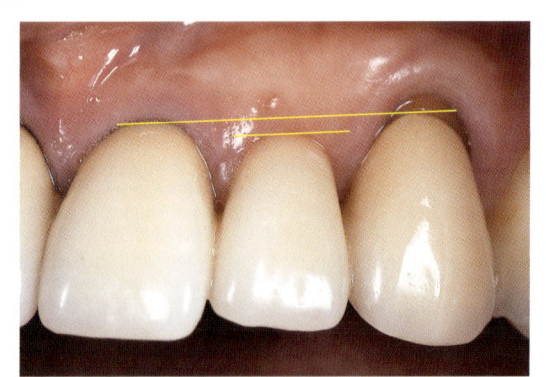

図16n 術後7年経過時．移植部分は良好な状態を保っているが，移植を行っていない部分，とくに|3部の歯肉の退縮が認められる．

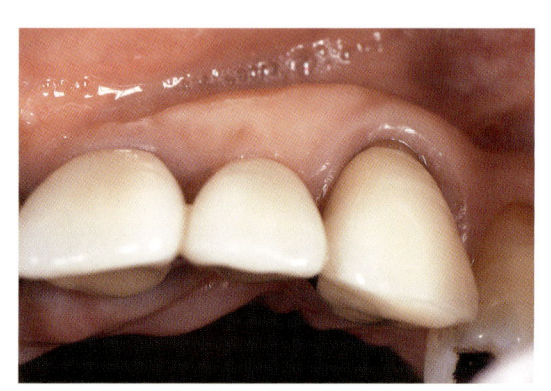

図16o 術後7年経過時．

評価

年月の経過とともに1|13の歯頸線の退縮が認められる．しかしながら再建した部分のレベルは変化していないようにみえる．このことが何によってなされているのか，現時点での組織学的コンセンサスは得られていない．

歯槽堤増大術：応用編③　補綴後のリカバリー

補綴後のリカバリーとしての歯槽堤増大術②

■ 術前：concave-hill

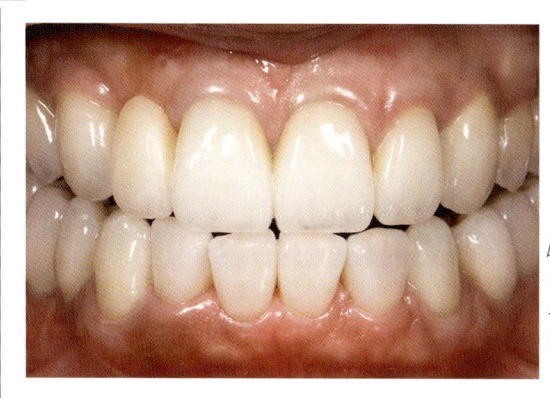

図17a　非常に審美的な口腔内で一見何の問題もないようにみえるが，患者は 2| の歯肉がやせてしまったといった不満をもっており，できることであれば歯肉を膨らませてほしいという希望をもっていた．よって結合組織移植による歯槽堤増大術を適応した．

垂直的歯肉ライン	3|	2|	1|	|1	|2	|3
隣在歯とのバランス						
対称歯とのバランス		✓				
水平的歯肉ライン	3|	2|	1|	|1	|2	|3
隣在歯とのバランス		✓				
対称歯とのバランス		✓				

※問題と考える部位を「✓」する

■ 本ケースのポイント

問題点
- 水平的歯肉レベルの減少．
- 補綴物再治療の否認．
- わずかな垂直的歯肉レベルの減少（歯槽堤とポンティック間のスペース）．

手術の目的と手技
① ポンティックがすでに入っている部位への軟組織歯槽堤増大を適応する．しかし水平のみならず垂直的レベルもポンティック下にて増大させなくてはならないため，頬側歯肉の歯冠側移動とポンティック下歯肉部へのインレーグラフトを同時に適応する．

PART 3 　臨床実践編：天然歯

■ 手術（2005.10.20）

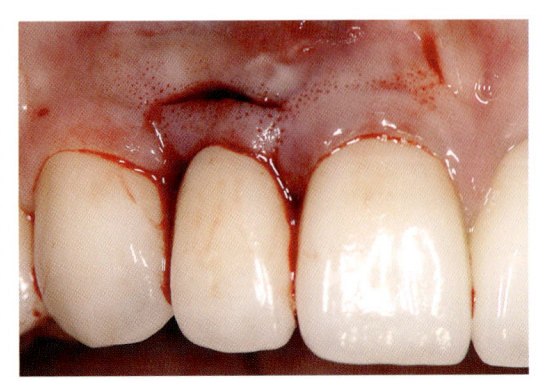

図 **17c** 　切開時の様子．３２１┃への歯肉溝切開およびMGJを越えない位置に水平切開を行った．

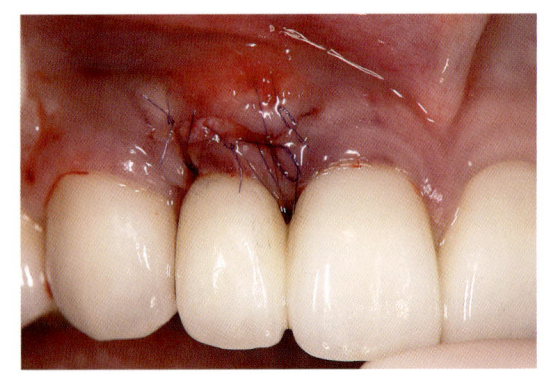

図 **17d** 　縫合時．**2**のように，結合組織を歯肉弁の内に埋入し縫合した．このとき，求められる歯肉レベルに設定できていなければならない．

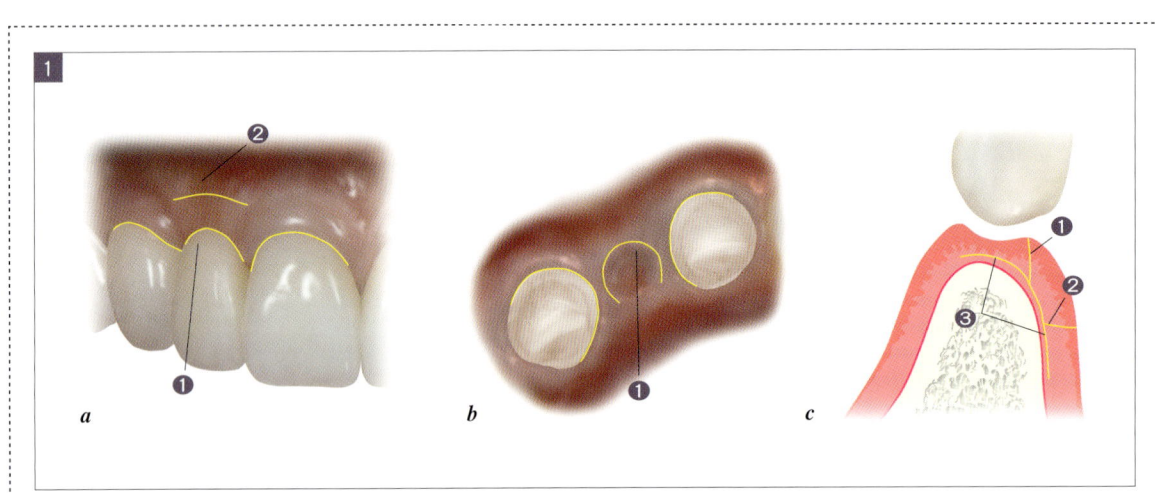

1
a 　 b 　 c

切開：３１┃部は**1**-a, bのように歯肉溝切開を行う．そして，┃２のポンティック部は，外形にそって歯槽骨に到達するように切開する（**①**）．水平切開をMGJを越えない位置に行う（**②**）．そして，唇側にエンベロープフラップを形成する（**③**）．本症例においては，ポンティック基底面と歯槽堤の間に小さいスペースがあったため，引きつづき基底面と歯肉が接するよう，基底面直下に切開を入れ，歯肉を押し上げられるように切開・形成する．

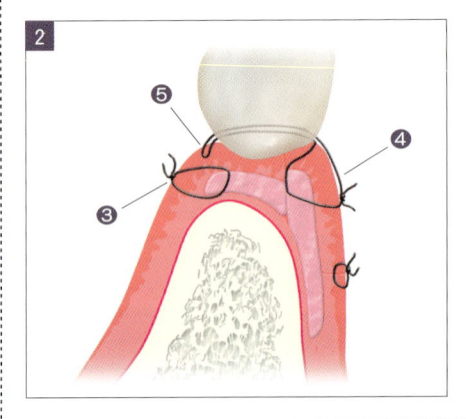

2

縫合：厚さ2 mmほどの小さな移植片を基底面下の歯肉にサンドイッチテクニックにて挿入する．そして，この移植片を口蓋側から縫合糸で引っ張り，縫合する（**③**）．その後，唇側に根面被覆術と同様のテクニックにて結合組織移植を行う．縫合は懸垂縫合をまず行うが（**④**），ポンティック部は当然のことながら歯がないので，口蓋側歯肉をアンカーとする（**⑤**）．

‖ Point ‖
　ポンティック基底面に相当する部分の切開はアプローチが難しいため，まず唇側のフラップを十分形成した後，水平切開を入れた部分から唇側の弁を上に引き上げながらマイクロ用メスを入れていく．

術後6か月

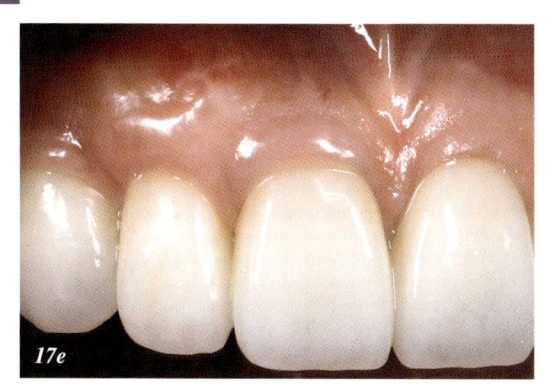

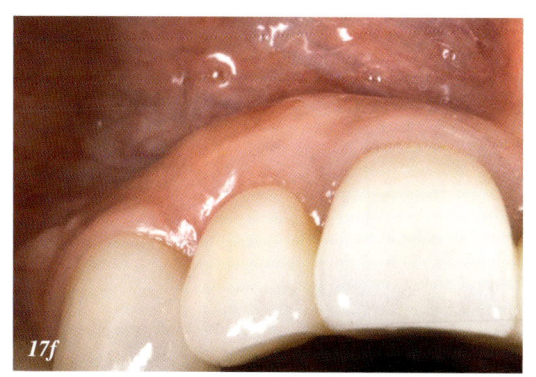

図 *17e,f*　術後6か月経過時．水平・垂直的歯肉レベルが改善された．十分な歯肉の膨らみを獲得し，患者には満足していただくことができた（補綴は土屋賢司氏による）．

術後3年

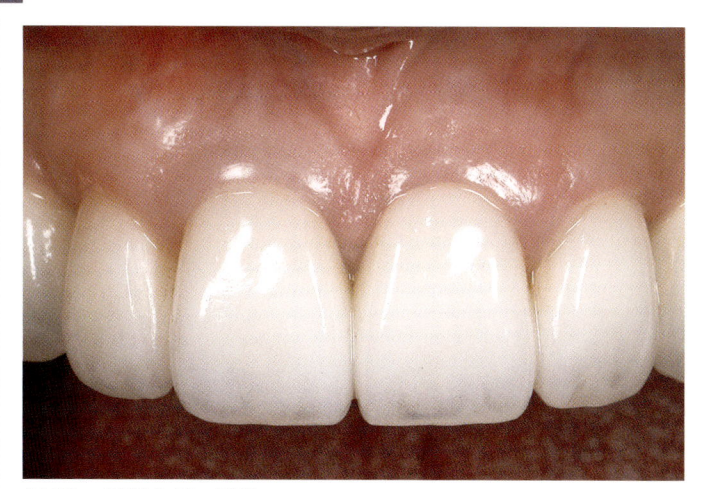

図 *17g*　術後3年の状態．

評価
　唇側の豊隆は維持され，ポンティック基底面もスペースが再び開いてくることは認められない．結合組織移植を用いたポンティック周囲（セラミック表面へ）の歯肉レベルを増大できることの臨床的エビデンスといえる．

PART 3　臨床実践編：天然歯

補綴後のリカバリーとしての歯槽堤増大術③

■ 術前：level-hill or concave-hill

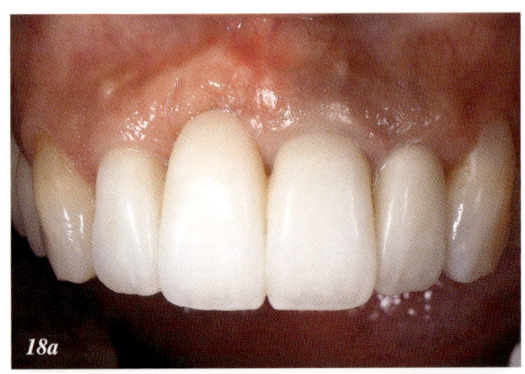

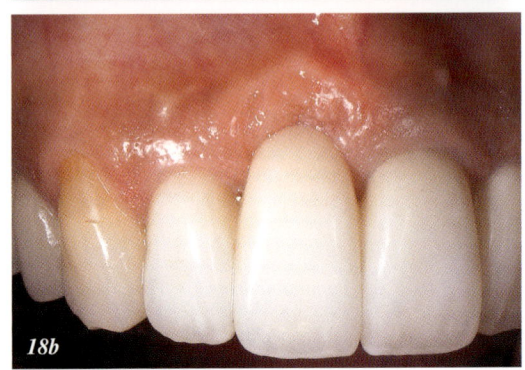

図18a〜c　②1|①のブリッジが装着されている．1|のポンティック部の歯肉が吸収し，歯肉レベルの連続性が欠如している．そこで1|の歯肉再建のため，結合組織移植を用いて行うことにした．

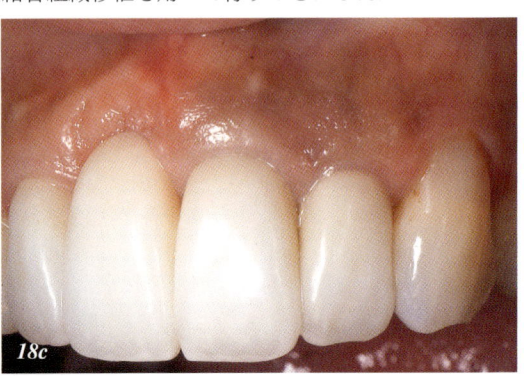

垂直的歯肉ライン	3|	2|	1|	|1	|2	|3
隣在歯とのバランス			✓			
対称歯とのバランス			✓			
水平的歯肉ライン	3|	2|	1|	|1	|2	|3
隣在歯とのバランス			✓			
対称歯とのバランス			✓			

※問題と考える部位を「✓」する

■ 本ケースのポイント

問題点
- 1|ポンティック部に水平的歯肉レベルの欠損を認める．
- ポンティック形成は1|歯冠形態と対称的でなく歯冠長延長をみとめる．

手術の目的と手技
①1|ポンティック部の水平・垂直的歯肉レベルの改善を行い，1|1の歯冠形態の対称性を獲得する．結合組織移植を用いて1|部ポンティック表面に根面被覆術と同様の手技で歯肉レベルの再建を行う．

歯槽堤増大術：応用編③　補綴後のリカバリー

手術(2007.4.16)

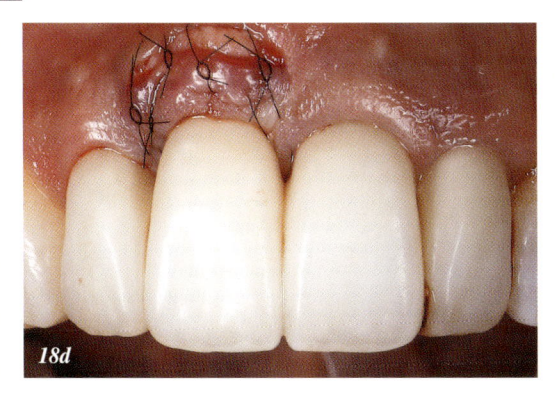

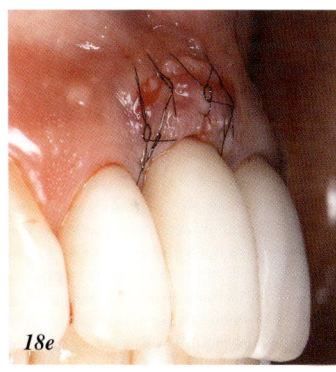

図18d　縫合時に水平的レベルを揃える必要がある．筆者は通常オーバーコレクションは行わない．

図18e　垂直的歯肉レベルは，1│のレベルに合わせてつくっていく．

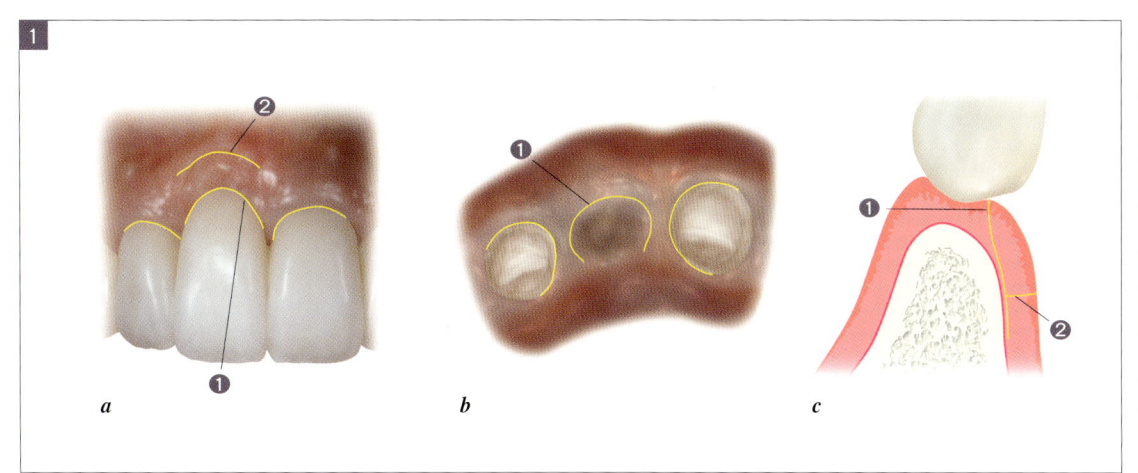

1

a　b　c

切開：p97〜99のケースとほぼ同様の切開を行った．2│1の遠心唇側から近心舌側まで歯肉溝切開を行う(**1**-a, b)．1│部は外形にそって歯肉溝切開に類似した切開を入れる(❶)．そして，唇側に水平切開を加え(❷)，唇側にエンベロープフラップを形成する．本症例は，ポンティック基底面と歯槽堤はピッタリとフィットしていたため，唇側の歯肉レベルを歯冠側に移動することと，唇側の歯肉を厚くすることを考えた．

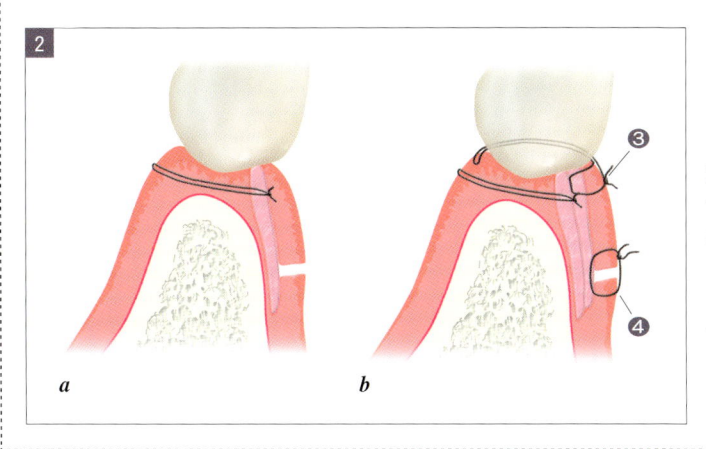

2

a　b

縫合：口蓋側からは2mmほどの厚みの結合組織しか採取できなかったため，2枚の結合組織片を唇側に移植することにした．1枚目の移植片は**2**-*a*のように1│の唇側に置き，2│1と1│1の乳頭部で縫合した．縫合糸は吸収性のモノフィラメント(7-0)を使用した．次に2枚目の移植片を懸垂縫合した後(❸)，水平切開部分を縫合する(❹)．

PART 3　臨床実践編：天然歯

> ‖ Point ‖
> 　1⏋部根尖側に水平切開を入れている．本ケースにおいて補綴形態がスクエア形態を示し乳頭にあたる位置の水平的歯肉幅が小さいことからエンベロープテクニックにて乳頭部直下に弁を形成しにくい．このような場合，水平切開を加えて弁の形成を容易にする．

術後3か月

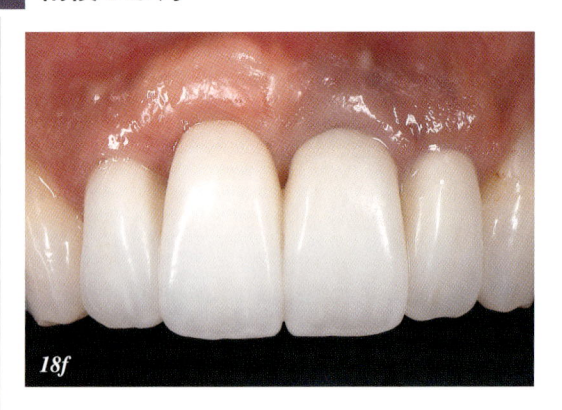

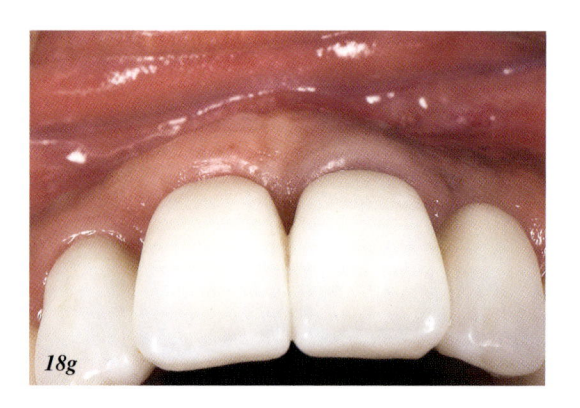

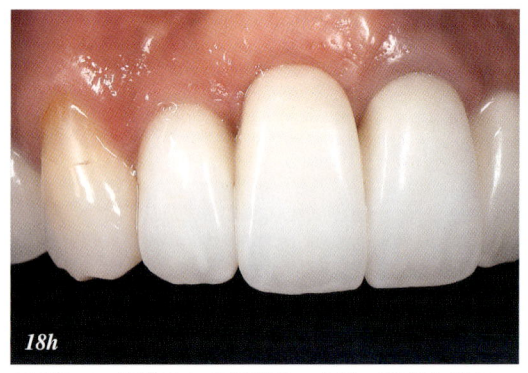

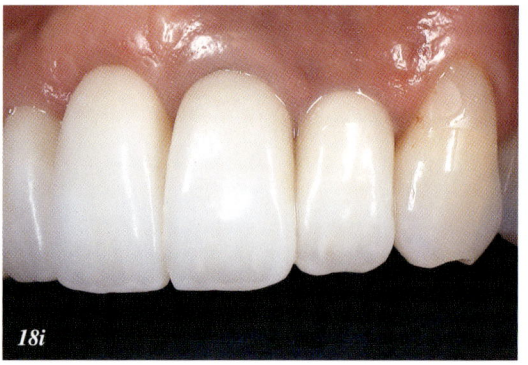

図18f〜i　術後3か月経過時．水平・垂直的歯肉レベルは縫合時の状態を保ち，歯肉の連続性を回復している（補綴は大河雅之氏による）．

評価

　本ケースのように厚い移植片を用い唇側に十分厚い角化歯肉を形成することによってポンティック表面の被覆は成功すると考えられる．

歯間乳頭再建術の考え方

歯間乳頭再建術の成功を，移植した結合組織が歯間乳頭部の容積を増やすこととするならば，結合組織の移植を確実に行うことがポイントとなることは間違いないだろう．そのためのとくに大切な条件は確実な血液供給を確保することと，できるかぎり死腔をつくらないことであろう．そういった意図から，切開は最小限であること，血液をできるだけ遮断しないような工夫をすることが重要である．そして，移植片の結合組織はスムースな面を形成し，受容側とのサイズを一致させることが必須となる．

歯間乳頭再建術①

術前

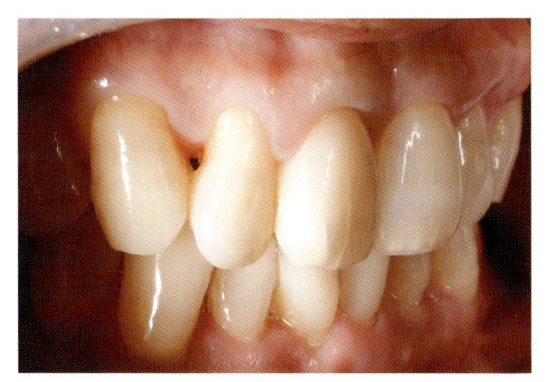

図19a 術前の右側方面観．

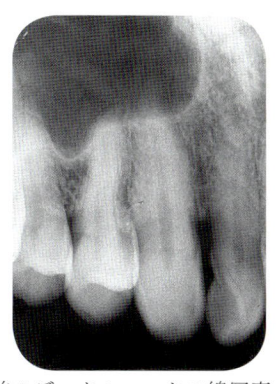

図19b 術前のデンタルエックス線写真．

垂直的歯肉ライン	3⎤	2⎤	1⎤	⎣1	⎣2	⎣3
隣在歯とのバランス	✓	✓				
対称歯とのバランス	✓	✓				

※問題と考える部位を「✓」する

本ケースのポイント

問題点
- 隣接する乳頭のレベルと比較し，3 2⎤部のレベルが低いためブラックトライアングルが認められる．
- 2⎤に約1mmの歯根露出が認められる．

手術の目的と手技
① 3 2⎤部の歯間乳頭再建術．乳頭直下および唇側に結合組織移植を用いて乳頭の高さの改善，また抵抗力を増すため唇側への厚みを形成する．

PART 3　臨床実践編：天然歯

手術(2009.6.22)

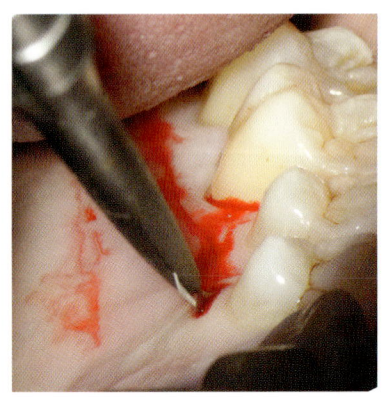

図 *19c*　一次切開：右口蓋側から結合組織を採取し，口蓋歯肉表面に垂直に一次切開を行う．

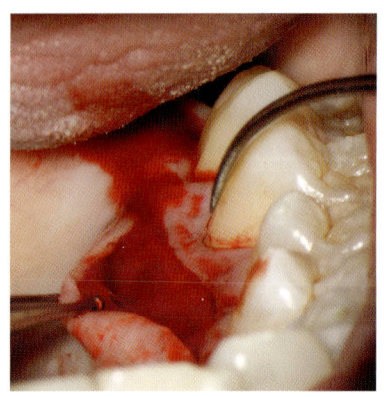

図 *19d*　二次切開：口蓋歯肉を約1.5mmの厚みを維持しながら切開する．

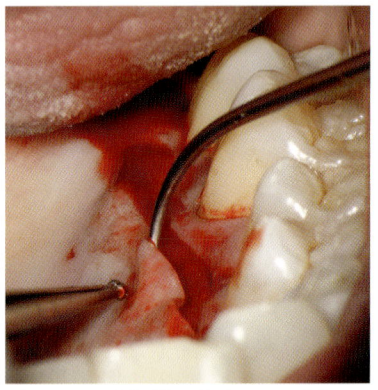

図 *19e*　三次切開：約2mmの厚みの結合組織を採取するため，約2mmの厚みを維持しながら二次切開に平行に切開する．

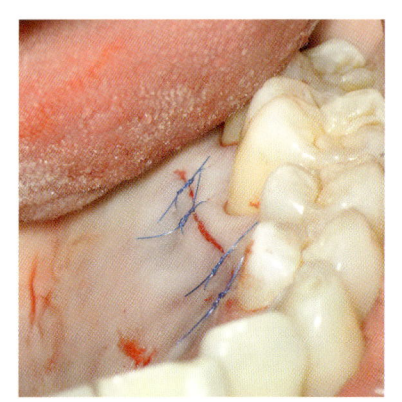

図 *19f*　口蓋側縫合直後．

受容側の歯肉弁の形成

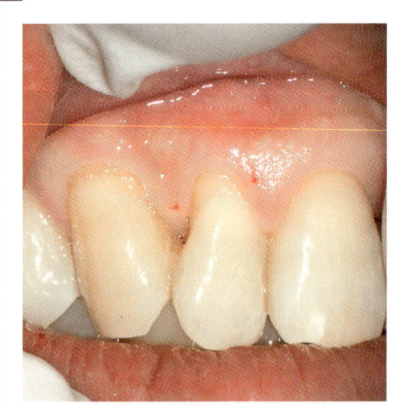

図 *19g*　局所麻酔終了時．

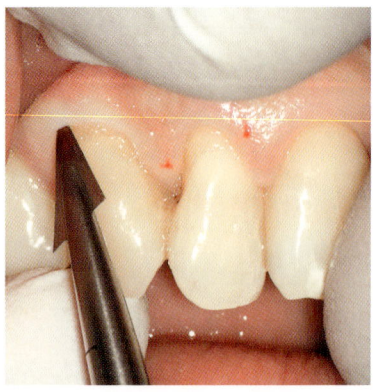

図 *19h*　歯肉溝切開を 3| 遠心から行う．

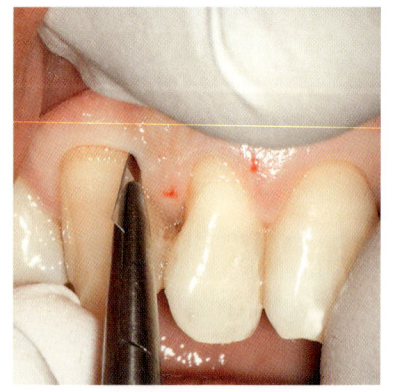

図 *19i*　 3| 近心側の歯肉溝切開．メスが届く範囲で口蓋側まで行う．

104

歯間乳頭再建術

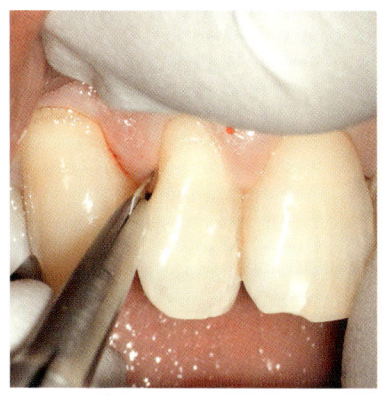

図19j 2|遠心側の切開．歯頸部が凹形態であるためメスの方向に十分注意する．

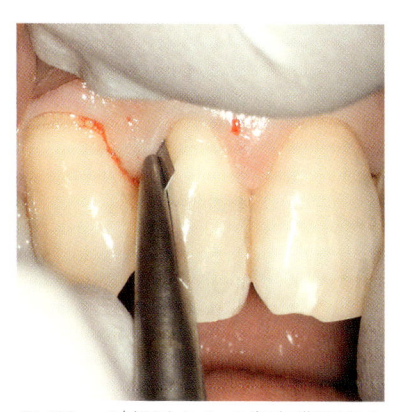

図19k 2|部近心まで歯肉溝切開を行う．唇側同様，口蓋側も切開を行った後，歯肉弁を形成する．

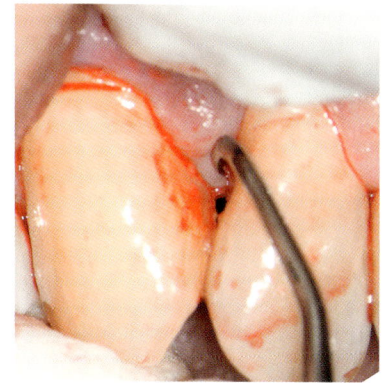

図19l 乳頭部は強い力で骨膜剥離するのではなく，切開によってていねいに形成していく．また，唇側にMGJを越えない範囲に水平切開を加える．

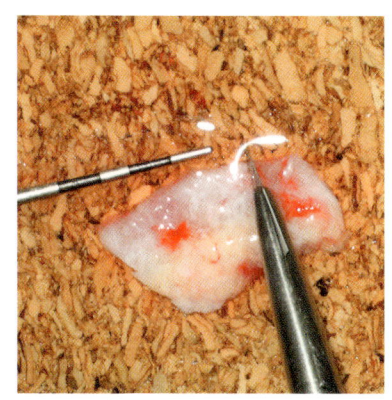

図19m 採取した移植片のトリミング．シャープなメスで移植片の形態を調整する．

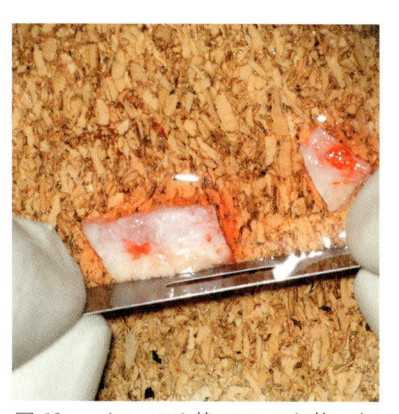

図19n カミソリ状のメスを使い切開をする．

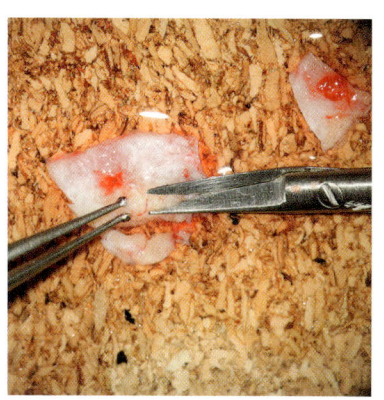

図19o 細かい部分の調整．脂肪組織などは可及的にハサミで除去する．

縫合

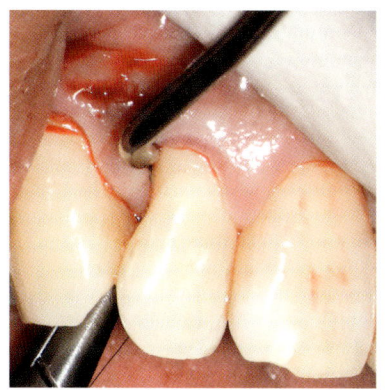

図19p 移植片として2枚の結合組織片を用いた．1枚目の移植片は乳頭下へ縫合する．図は口蓋乳頭からの縫合針をいったん 2|遠心側に引き出したところである．

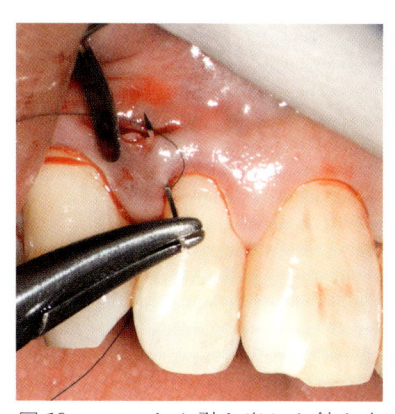

図19q いったん引き出した針を水平切開部まで通す．

図19r 歯肉弁の外で移植片に糸を通す．

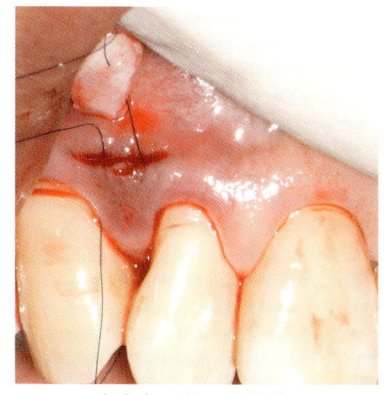

PART 3　臨床実践編：天然歯

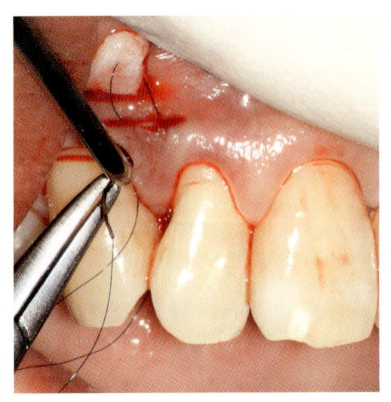

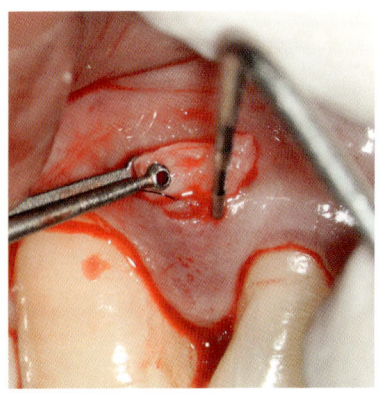

図 19s　針を再び歯肉弁の下を通し口蓋乳頭へと運ぶ．

図 19t　移植片を乳頭下へ挿入する．

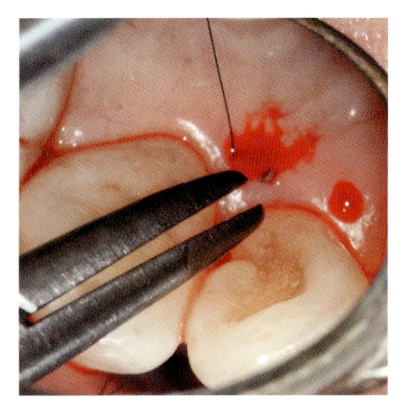

図 19u　糸を口蓋側より牽引し移植片の位置を確認する．

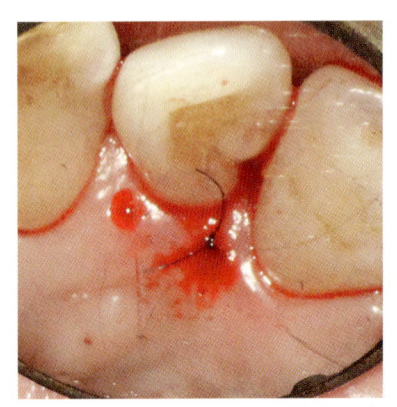

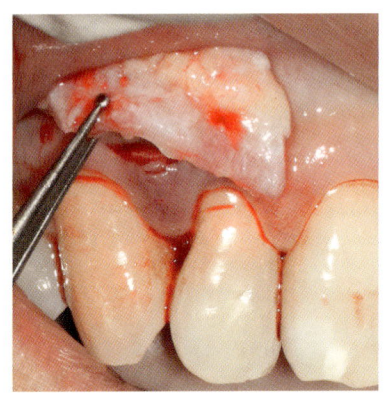

図 19v　口蓋側で縫合し移植片を乳頭下に固定する．

図 19w　唇側に移植する2枚目の結合組織片のサイズを確認する．

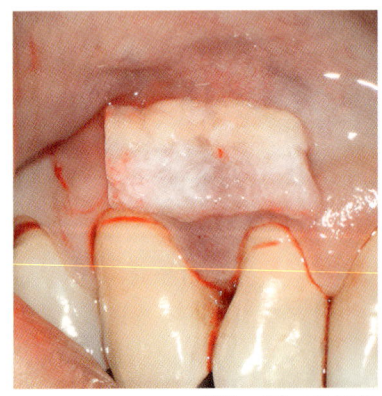

図 19x　トリミング後，再び移植片のサイズの確認を行う．やや大きいため再びトリミングする．

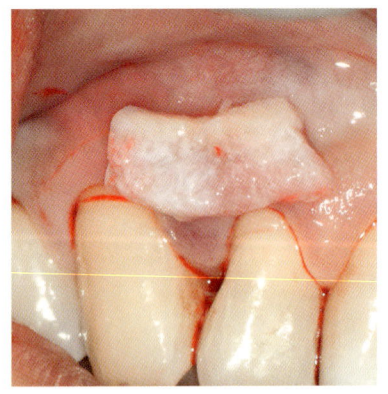

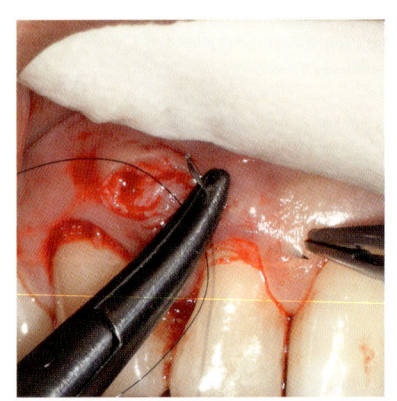

図 19y　予定のサイズに移植片をトリミング．

図 19z　移植片を唇側のフラップ内に挿入し縫合する．まず移植片を近心側から縫合している．縫合は 2| 近心部に歯肉弁と移植片を一気に針を通して縫合固定している．

106

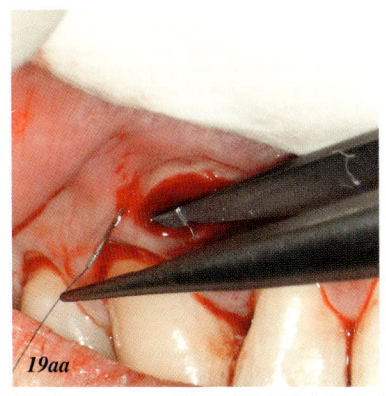

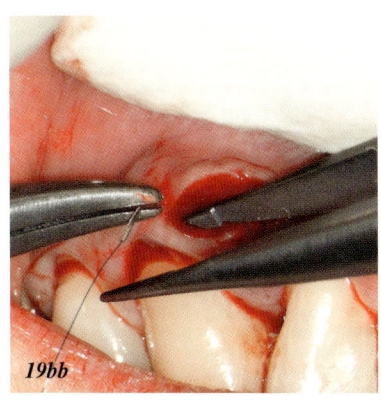

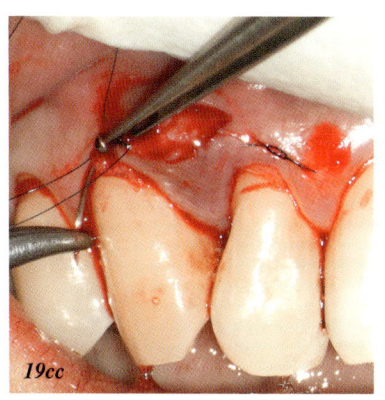

歯間乳頭再建術

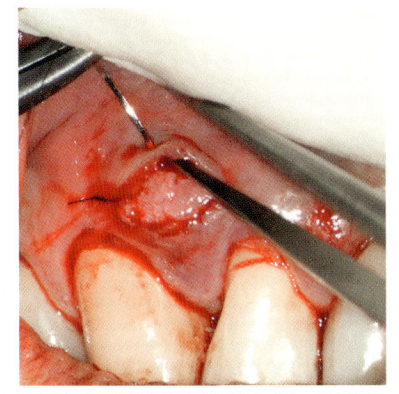

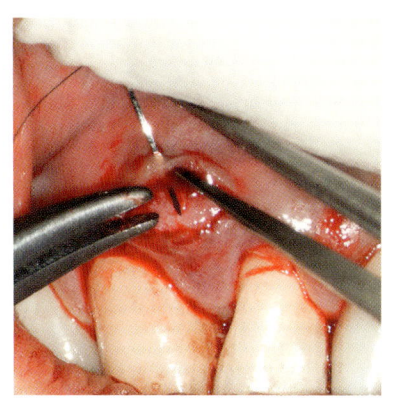

図19aa〜cc　つぎに，遠心側を縫合する．近心側と同様，歯肉弁から下の結合組織片を通し一気に針を通し縫合している．

図19dd　移植片を近遠心側で固定した後，水平切開部分の縫合を行う．

図19ee　根尖側の弁に針を通す．

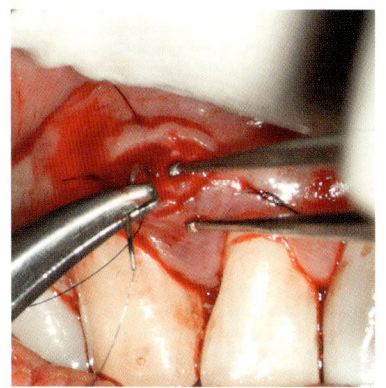

図19ff　移植片に針入する．

‖ Point ‖

　この手技は，唇側の歯肉を厚くすることと，乳頭を押し上げることを目的としている．よって，歯肉弁のつくり方が非常に重要になってくる．歯肉弁は大きすぎず，小さすぎず，移植片がギリギリ入る状態に形成すべきである．とくに根尖側のフラップの形成がポイントとなる．ここを広く切開しすぎると移植片が根尖側に落ち込んでしまい，弁を歯冠側へ押し上げるストッパーの役をなさなくなり，懸垂縫合にしなくてはならなくなる．

PART 3　臨床実践編：天然歯

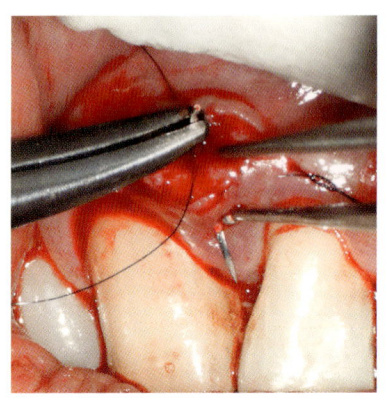

図 19gg　歯冠側歯肉弁に針を通す．そしてテンションを観察しながら結紮する．

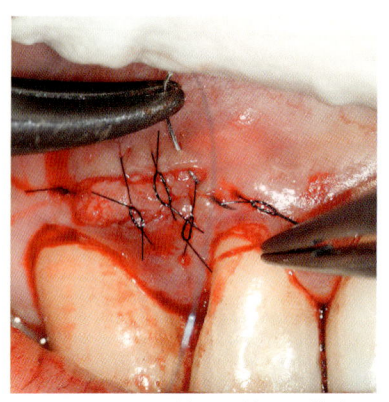

図 19hh　以下同様の手技にて縫合する．

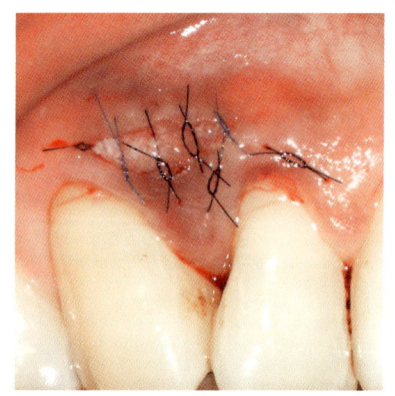

図 19ii　縫合終了時．乳頭の位置が歯冠側に移動している．

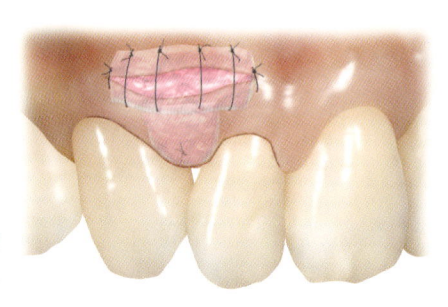

歯間乳頭直下および唇側にそれぞれ移植片を設定し縫合する．

■ 術後／術後 3 か月

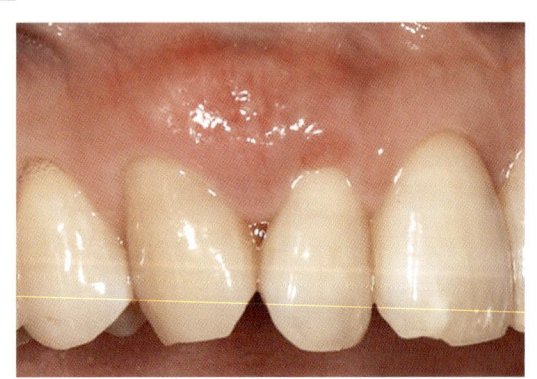

図 19kk　術後 2 週．すでに創傷部は治癒している．乳頭部の高位も増え，2|遠心，|3近心部の歯肉レベルも根尖側に移動している．

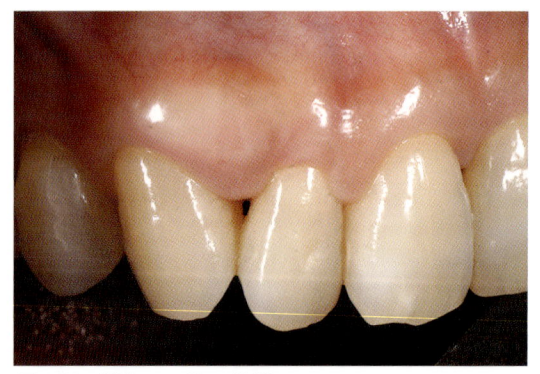

図 19ll　術後 3 か月の状態．

評価

　ブラックトライアングルは完全にはこの外科手技だけで解決してはいない．しかし確実に高径は増し，3 2|部の歯肉レベルも歯冠側に上がり，歯肉スキャロップの形態も改善されている．

108

歯間乳頭再建術②

術前

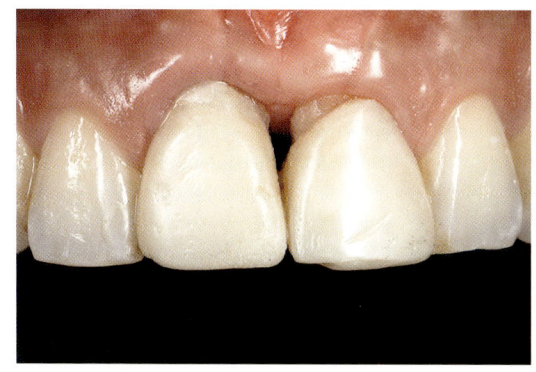

図20a 1|1 は歯肉の垂直的レベルのバランスを失い，ブラックトライアングルを認める．

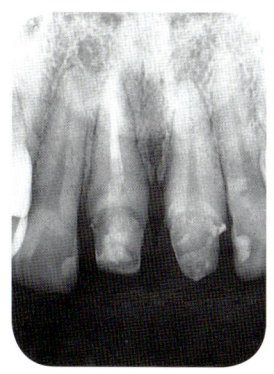

図20b 1|1 の歯冠部には若干の水平的骨欠損を認める．

垂直的歯肉ライン	3|	2|	1|	|1	|2	|3
隣在歯とのバランス			✓	✓		
対称歯とのバランス			✓	✓		

※問題と考える部位を「✓」する

本ケースのポイント

問題点
- 1|1 における著しい垂直的な歯肉レベルの減少にともなうブラックトライアングル．
- 顔貌に対して正中のズレがあり，患者自身のコンプレックスの1つとなっていた．

手術の目的と手技
① 治療計画に矯正治療を組み込むことを主治医とのディスカッションで決定したため，矯正前に 1|1 に対して結合組織移植を用いた歯間乳頭再建術を行うことにした．

PART 3　臨床実践編：天然歯

矯正治療のセットアップモデル製作

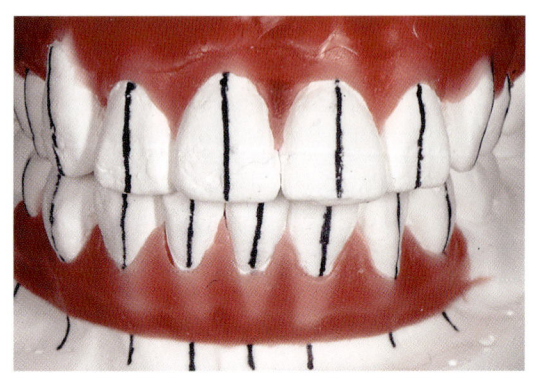

図20c　矯正治療のセットアップモデル（矯正医：星野亨氏）．手術に臨む前にセットアップモデルを製作する．

手術（2004.1.29）

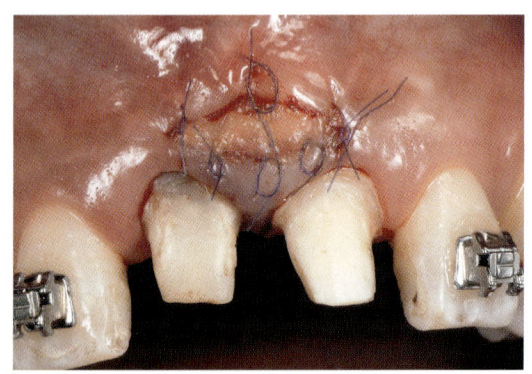

図20d　縫合時．2枚の移植片を用いている．1枚は乳頭直下に，もう1枚は唇側に移植している．

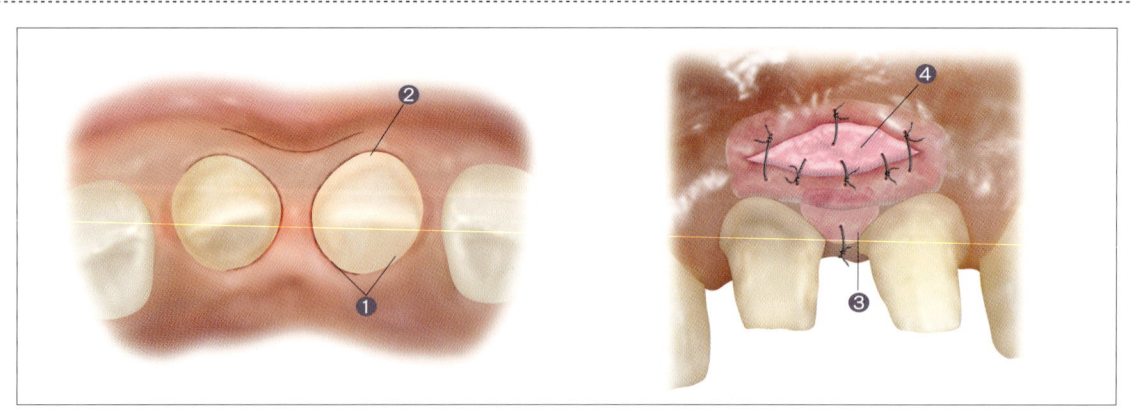

切開：1|1 周囲に，それぞれ唇側遠心隅角から近心そして舌側遠心部まで歯肉溝切開を行う（❶）．また唇側角化歯肉内に水平切開を加える（❷）．
縫合：口蓋粘膜から採取した結合組織をトリミングして，1枚目を口蓋側から刺入して口蓋側に牽引し，縫合固定する（❸）．2枚目は唇側歯肉弁内にぴったり入り込むようにサイズを調整し，乳頭部を押し上げるように縫合する（❹）．

矯正治療

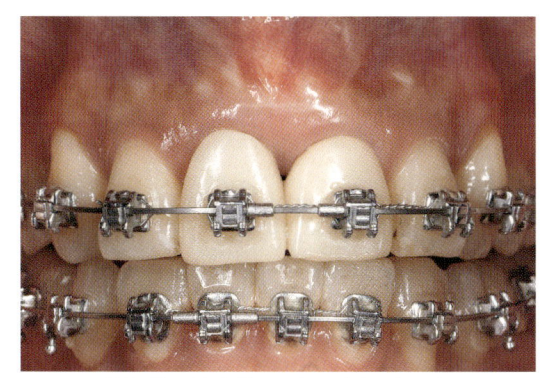

図20e　軟組織の治癒後，1|1 に矯正力を加える．

‖ Point ‖

頬側に結合組織移植を加えることによって歯肉の厚みを増やすことができる．また，この結合組織移植が乳頭部を下支えすることとなり，乳頭の押し上げに成功する．この際，根尖側の歯肉弁をあまり広げないようにする．つまり，移植片が入るギリギリの状態に切開の範囲を設定している．これによって移植片が根尖側にすべり落ちるのを防いでいる．

最終補綴物装着時

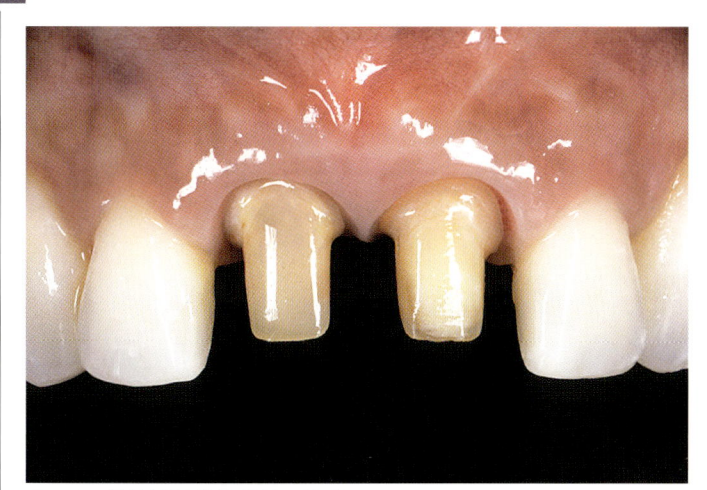

図20f　最終補綴物装着前の状態．

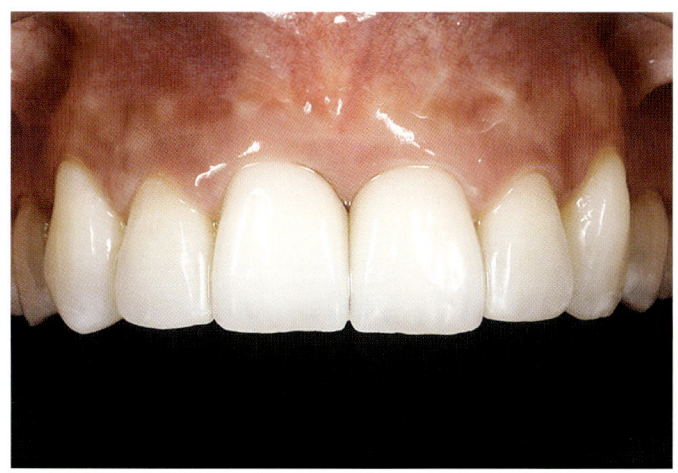

図20g　最終補綴物装着時（補綴は大河雅之氏による）．

評価

本ケースは，代官山アドレス歯科クリニックの大河雅之氏とのインターディシプリナリーアプローチによって非常によい結果が得られている．ブラックトライアングルの解消には外科的アプローチ，矯正的アプローチ，そして補綴的アプローチがあるが，これら単独で理想的に解決できるケースは少なく，多くの場合は連携によって成功すると考える．

PART 4

臨床実践編：インプラント

インプラント周囲の軟組織増大の考え方
インプラント周囲の軟組織増大
インプラントのリカバリーの考え方
インプラントのリカバリー①
インプラントのリカバリー②
インプラントのリカバリー③
インプラントのリカバリー④

PART 4　臨床実践編：インプラント

インプラント周囲の軟組織増大の考え方

　インプラント周囲組織の形成外科には，軟組織に対する処置と硬組織への処置があるが，本書はソフトティッシュマネジメントについて解説するものであり，前者にのみ言及したい．

　インプラント周囲の軟組織に対しては，角化歯肉の獲得や乳頭部の形成，さらには歯頸部からのアプローチを考えた連続性や修復物の形態からの連続性を獲得する目的で行われる[33]．これは天然歯に対する歯周形成外科と何ら変わりのないもので，現在のインプラント治療に対する審美的な要求の高まりといえる．したがって，インプラント周囲軟組織においてもペリオドンタル・マイクロサージェリーの術式がそのまま適用でき，その利点も同様に生かすことができる．

インプラント周囲の軟組織増大

術前

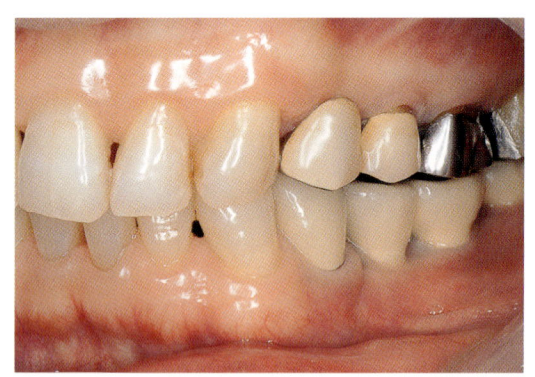

図21a　初診時，左側頰側面観．咬合平面の歪み，および臼歯部における咬合の安定が獲得できない状態にある．

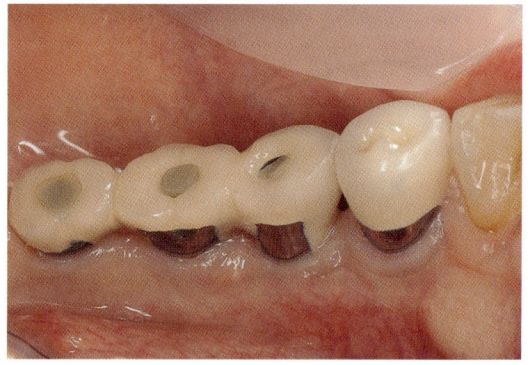

図21b　初診時，下顎左側舌側面観．5 6 7 にスクリューリテイニングのインプラント補綴が施されている．

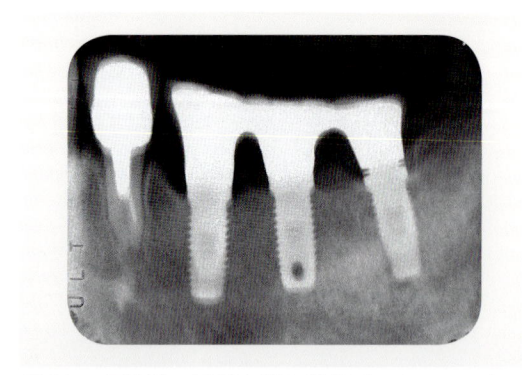

図21c　初診時，下顎左側臼歯部デンタルエックス線写真．7 のアバットメント不適合が認められる．

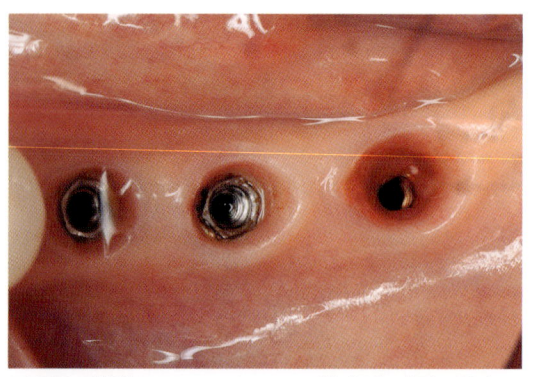

図21d　術前，アバットメント除去時．7 の歯肉の炎症が認められる．

インプラント周囲の軟組織増大

垂直的歯肉ライン	3⎤	4⎤	5⎤	6⎤	7⎤
隣在歯とのバランス			✓		
対称歯とのバランス			✓	✓	✓
水平的歯肉ライン	3⎤	4⎤	5⎤	6⎤	7⎤
隣在歯とのバランス			✓		
対称歯とのバランス			✓	✓	✓

※問題と考える部位を「✓」する

本ケースのポイント

問題点
- 水平的歯肉レベル（厚み）の欠損を認めるとともに，対称歯列と比較して角化歯肉の減少を認めた．
- 補綴物の適合はアバットメントも含め不良で機能面での問題を認める．

手術の目的と手技
①臼歯部であるため審美的要求は低いが，機能面で軟組織の再建を必要としたため，インプラント周囲の角化歯肉の高さと幅を獲得するために部分的に上皮を付けた free soft tissue graft を行う．

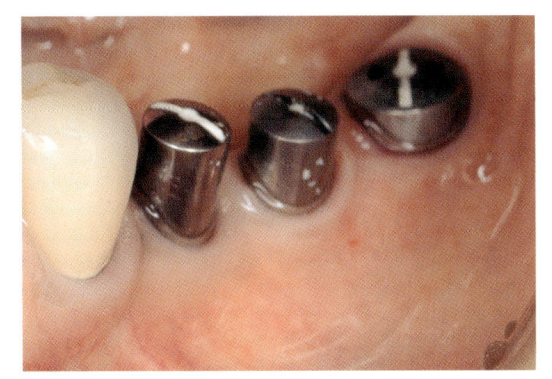

図21e　いったん，テンポラリーヒーリングアバットメントに交換し，歯肉の治癒を待つ．

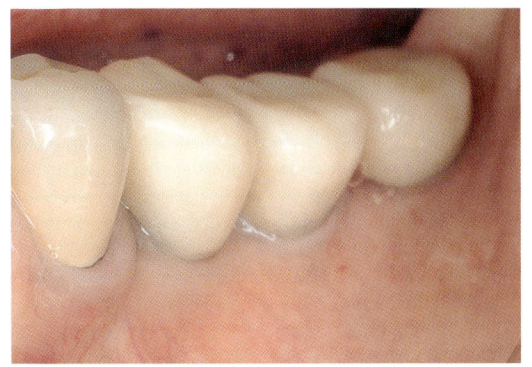

図21f　暫間的に，上顎補綴物に合わせ，プロビジョナルレストレーションを装着する．その後，上下同時にプロビジョナルレストレーションを製作する．

手術（2000.11.7）

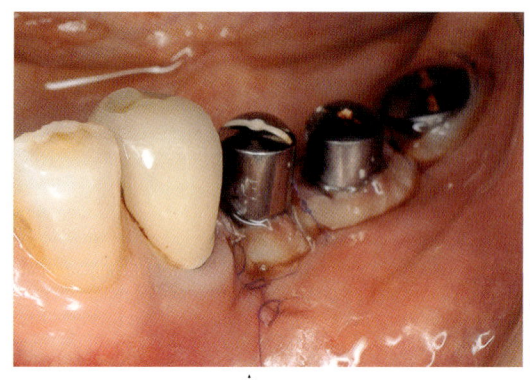

図21g 結合組織は，インプラント周囲に巻きつけるために計測した量より30％ほど大きく口蓋側から採取し，インプラント周囲に結合組織を移植する．

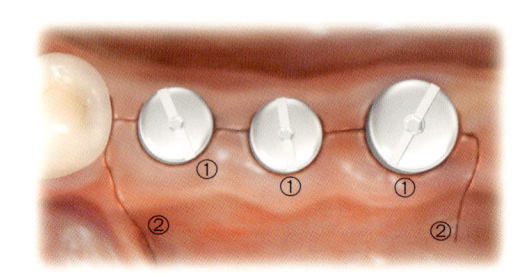

切開：①インプラント間に歯槽頂切開を入れる．②次に4遠心および7遠心に縦切開を入れる．

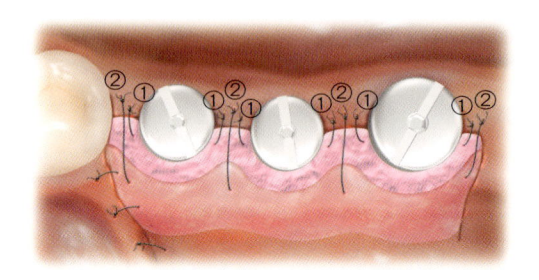

縫合：①まず結合組織を舌側の歯肉と縫合する．この際，インプラント間の歯肉を起こし，乳頭をつくる．②次に，頬側の歯肉弁を結合組織を覆うように縫合する．この場合，角化歯肉にしたい部分は露出させて縫合する．

Point

採取した結合組織をインプラント周囲に巻き込むような形で舌側歯肉弁に縫合する．その際，舌側の歯肉弁を若干起こして乳頭部を同時に形成する．

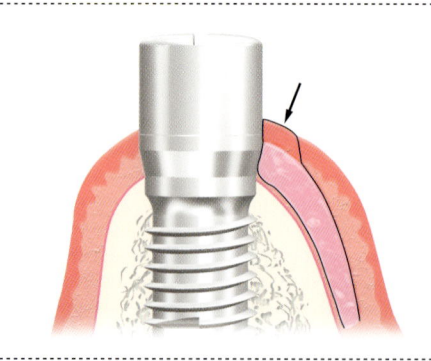

移植片埋入時の模式図（断面図）．厚めの移植片（結合組織）を埋入し，角化歯肉にしたい幅（上皮付部分：矢印）だけ露出させる．歯肉弁を根尖側に移動させて，その部分に接合するように縫合する．

術後2か月

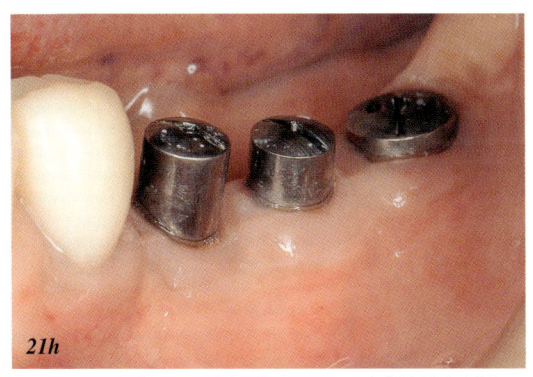

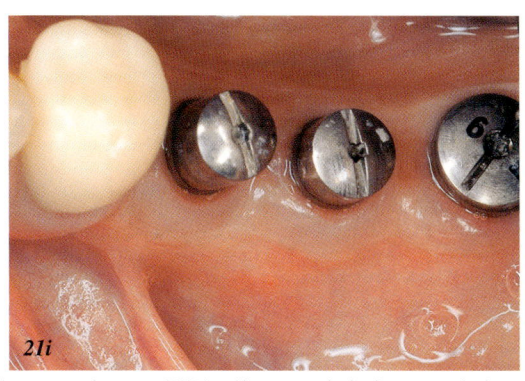

図 21h, i　術後2か月経過時の下顎左側頬側面観および咬合面観．インプラント周囲は美しく，安定感のある歯肉を獲得している．

最終補綴物装着時／術後10年

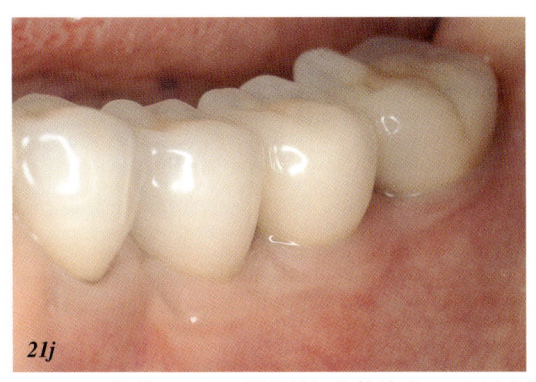

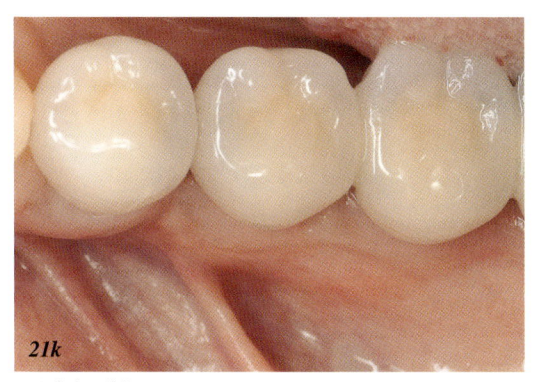

図 21j, k　術後4か月，最終補綴物装着時の下顎左側頬側面観および咬合面観．

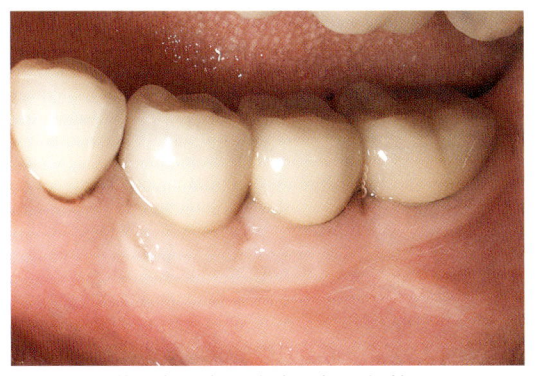

図 21l　術後10年．角化歯肉の幅は維持されているが，色調が以前より口蓋側の色調に近くなっている．

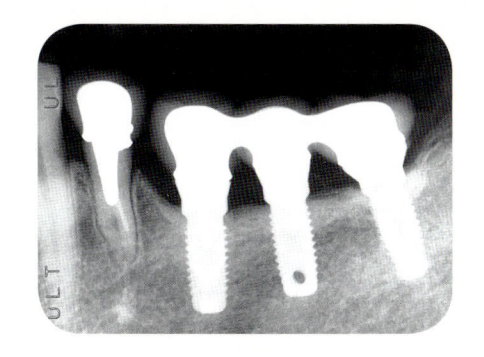

図 21m　術後10年のデンタルエックス線写真．

評価

インプラント周囲にグラフトした軟組織のレベルが10年間臨床的に変化を認めないことは，インプラントを手がける者にとっては非常に心強い結果といえる．しかしながら年数を重ねるうえで色調に変化が現れたことの意味を考える必要がある．

PART 4　臨床実践編：インプラント

インプラントのリカバリーの考え方

　近年，インプラント治療の発展の一方で，さまざまなトラブル症例も散見されるようになっている．その原因はさまざまであり，そのようなトラブルを起こさないようにすることが一番であるが，実際に起こってしまった場合には可及的速やかにリカバリーすることが重要である．そこで，筆者の医院に紹介されてきたインプラント治療でトラブルが生じた4つの症例を提示し，リカバリーの実際についてみていきたい．

　一般的に，インプラント治療後に生じた歯肉退縮のリカバリーとなると，以下の3通りが考えられる．
①インプラントをスリーピングさせて再治療
②インプラントを除去し再治療
③インプラントのアバットメント製作からの再治療
　ここでもっとも患者の同意を得やすい方法が③といえよう．患者はせっかく入れたインプラントをできればそのまま利用したいと考えるのが常である．また，インプラントを再び埋入することを考えた場合，治療前の状態よりももっと悪条件からのスタートとなることが多く，患者への負担は大きい．よって，アバットメントの形態を十分考えて再製し，その形態に合った軟組織を再建する手法が一番よい方法であると現在筆者は考えている．

インプラントのリカバリー①

■ 術前

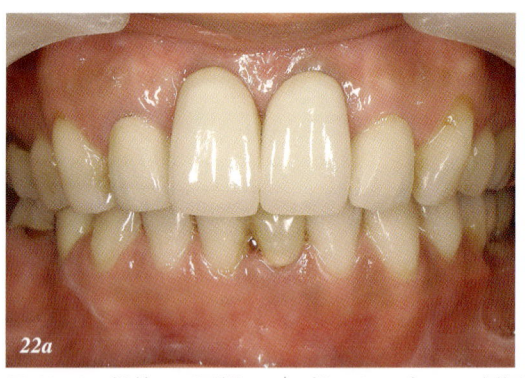

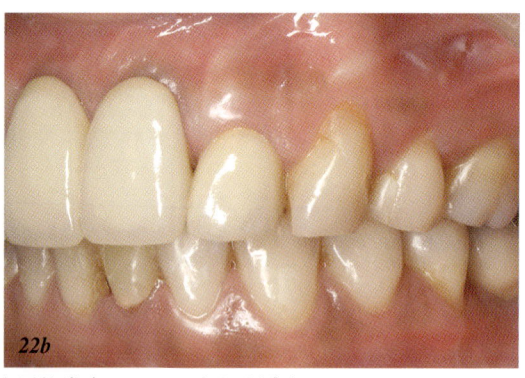

図22a, b　術前の正面観．1|1部のインプラント周囲の垂直的・水平的歯肉レベルは大きく減少している．

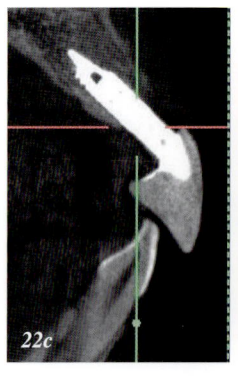

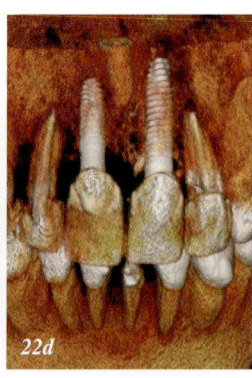

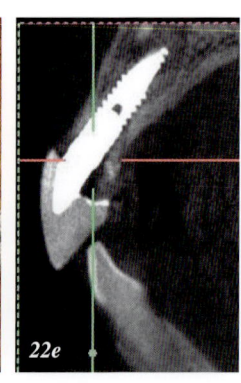

図22c～e　術前のCT画像．1|1部のインプラントが咬合平面に対し急角度に埋入されている．クラウンのバランスをみた時に，明らかにインプラントが唇側に位置しているのが認められる．

インプラントのリカバリー

プロビジョナルアバットメントの製作

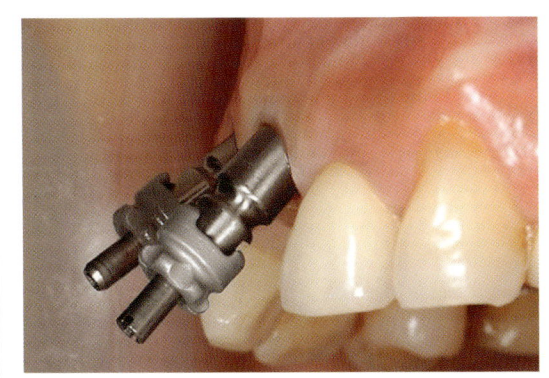

図22f　インプレッションコーピングの装着．埋入されているインプラントの角度が著しく唇側に傾斜している様子がうかがえる．

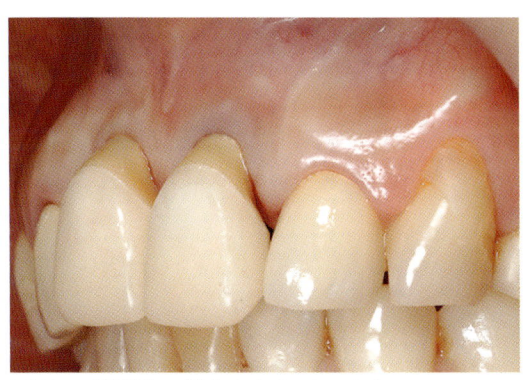

図22g　理想的に製作されたプロビジョナルアバットメントとプロビジョナルレストレーション．

垂直的歯肉ライン	3﹈	2﹈	1﹈	﹙1	﹙2	﹙3
隣在歯とのバランス			✓	✓		
対称歯とのバランス						
水平的歯肉ライン	3﹈	2﹈	1﹈	﹙1	﹙2	﹙3
隣在歯とのバランス			✓	✓		
対称歯とのバランス						

※問題と考える部位を「✓」する

本ケースのポイント

問題点
- 1│1部のインプラントは咬合平面に対し急角度に埋入されている．
- 1│1部のインプラント周囲の水平・垂直的歯肉レベルは大きく減少している．

手術の目的と手技
① 1│1インプラントの審美性の改善を目的とし，1│1周囲に軟組織の再建を結合組織移植によって行う．
② 手技は2回に分け，目的を明確にする．1回目は唇側の角化粘膜の厚みを増大させる．2回目は，角化粘膜の歯冠側移動を用い歯肉の高さを増大させる．

1回目の結合組織移植（唇側の角化粘膜の厚みをつくる）(2007.9.27)

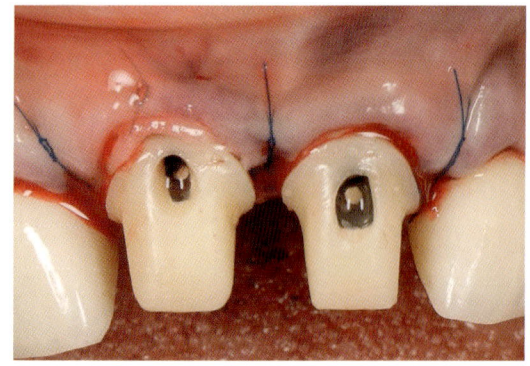

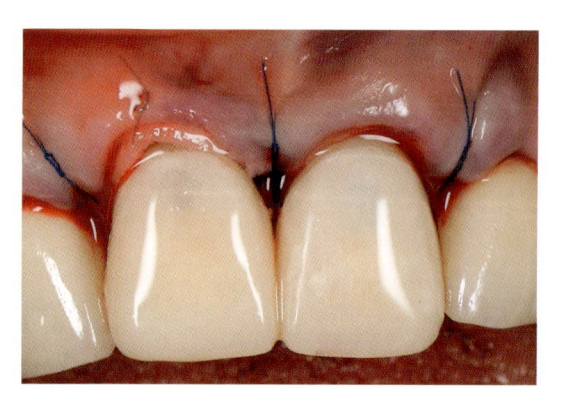

図 22h, i　縫合直後．唇側への十分な厚みをつくっている．

Point

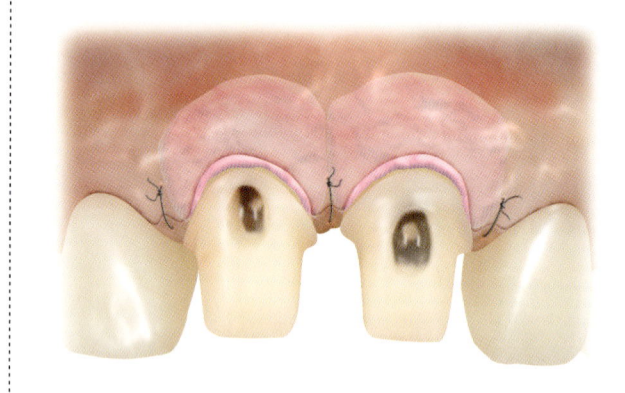

図に示したように唇側はオープンフラップを用い厚い結合組織片を埋入しても歯肉弁で覆えるようにしている．この種の手技で大切なことは移植片を縫合にてしっかり固定しマイクロムーブメントを予防すること，また移植片に十分な血流が与えられるように歯肉弁を部分層弁で形成し，デッドスペースをつくらないように緊密な縫合をすることである．

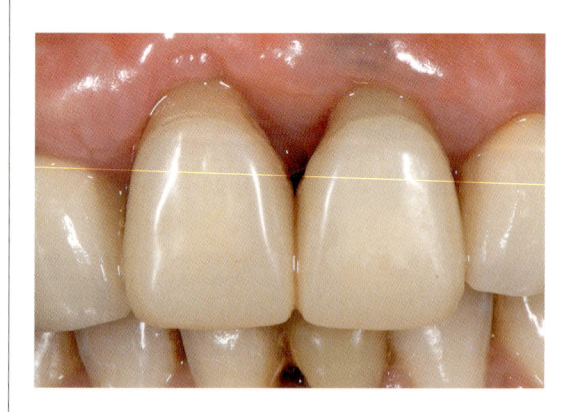

図 22j　2か月後．十分な厚みが再建されている．しかし，垂直的な歯肉レベルが不足しているのが認められる．

2回目の結合組織移植（軟組織の高さを増す）(2007.11.29)

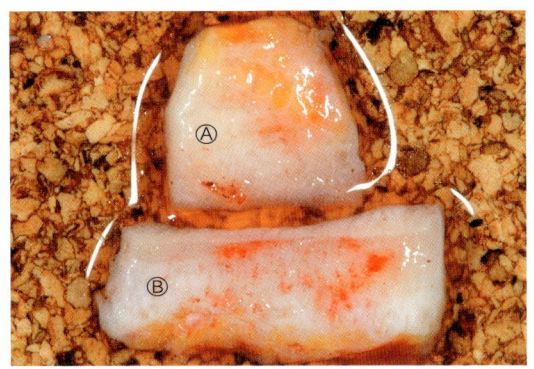

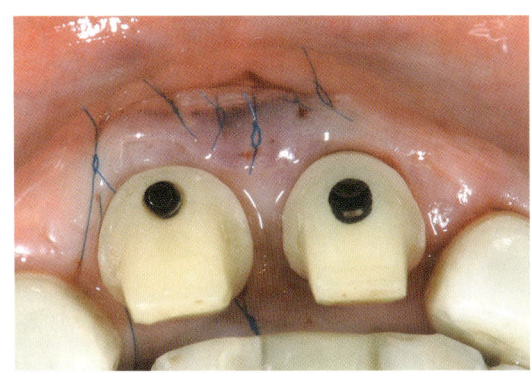

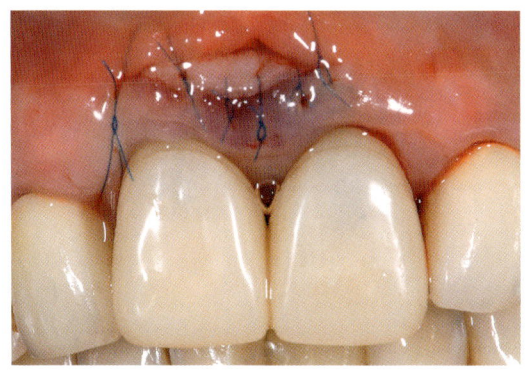

図22k　トリミングされた移植片．Ⓐを1|1間の乳頭の下に，Ⓑを唇側に縫合した．

図22l　縫合直後．垂直的歯肉レベルの増加が認められる．

図22m　縫合直後．水平的歯肉レベルの増加が認められる．

Point

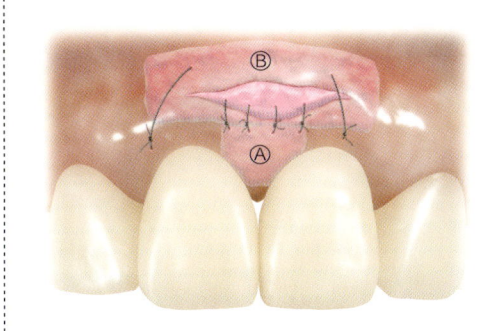

本症例の術式は歯間乳頭再建術を参考にしていただきたいが，Ⓐ，Ⓑの移植片は，重なっても重ならなくてもよいと考えている．乳頭部により厚みをもたせようと考えるのであれば，Ⓑの移植片をより歯冠側に位置させ，Ⓐ，Ⓑが重なるように縫合すればよい．

プロビジョナルレストレーション装着時

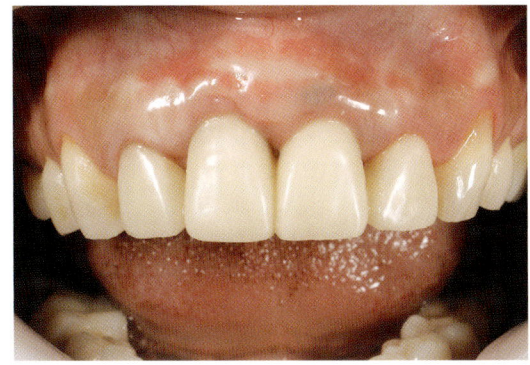

図22n　術後3か月．平均的な垂直的歯肉レベルを獲得できた．

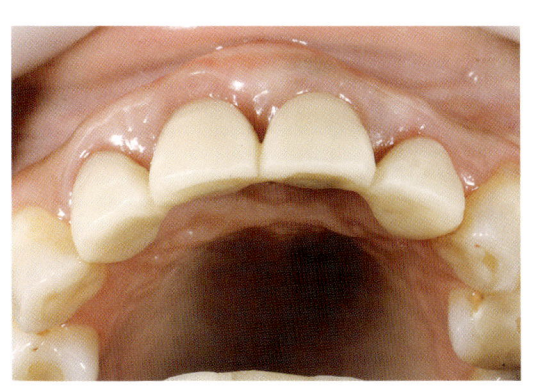

図22o　唇側への大きな軟組織の増大がうかがえる．

PART 4　臨床実践編：インプラント

■ 最終補綴物装着時

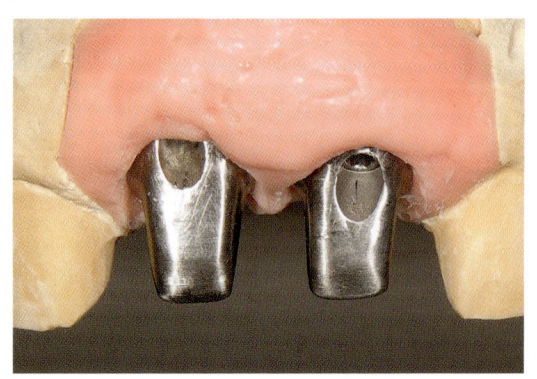

図22p　アバットメントは最大限舌側傾斜させて製作している．アクセルホールの位置を見ると，これが歯肉レベルの増大の限界であることがわかる．

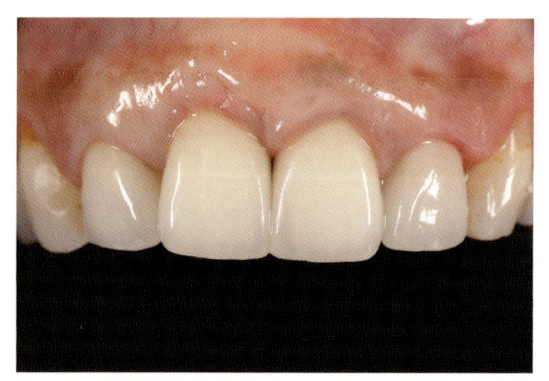

図22q　最終補綴物装着時．バランスのよい審美修復が完成した（補綴は山﨑長郎氏による）．

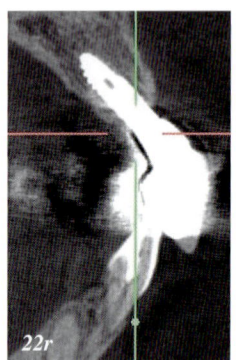

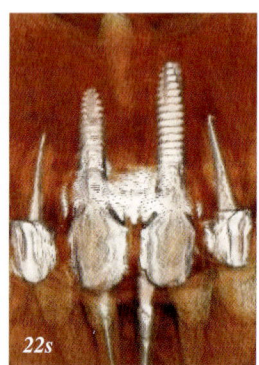

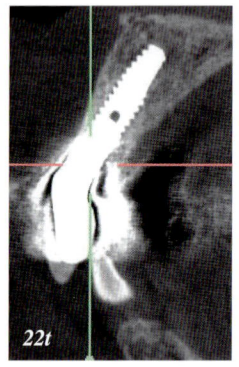

図22r～t　術後のCT画像．CTにて観察するといかにアバットメントの角度を口蓋側に傾斜させたかがうかがえる．

■ 術後2年8か月

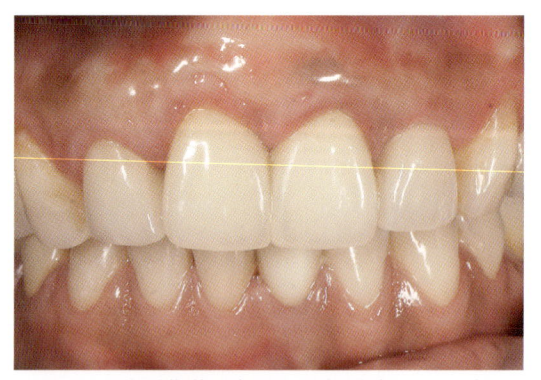

図22u　二次手術後2年8か月経過時．インプラント周囲の軟組織は安定している．

評価

軟組織の再建のみでここまでの回復を可能にしたことが筆者自身でも評価したい．このように厚い角化粘膜をつくっているが，これは審美性だけでなく，より強固な防御機能を備えることにもなり，メインテナンスには十分気を配る必要がある．ただ，このような生物学的構造は，一般的に深くインプラントを埋入したときに起こる関係であり，何ら特別なものとは考えていない．

インプラントのリカバリー

インプラントのリカバリー②

術前

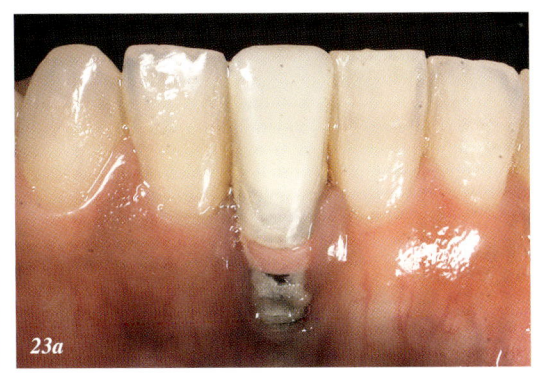

図 23a, b　術前の下顎前歯部正面観．

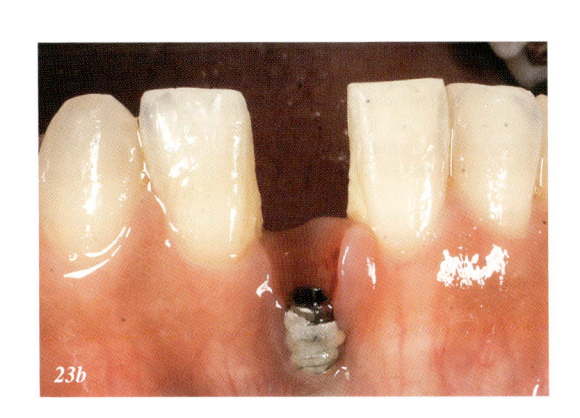

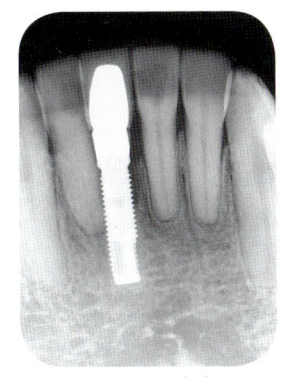

図 23c　術前の下顎前歯のデンタルエックス線写真．

垂直的歯肉ライン	3̲	2̲	1̲	1̲	2̲	3̲
隣在歯とのバランス				✓		
対称歯とのバランス				✓		
水平的歯肉ライン	3̲	2̲	1̲	1̲	2̲	3̲
隣在歯とのバランス						
対称歯とのバランス						

※問題と考える部位を「✓」する

本ケースのポイント

問題点
- 1̲相当部インプラント周囲に垂直的歯肉レベルのディスクレパンシーを認める．
- インプラント体のスレッド部の露出を認める．
- インプラントの埋入位置が唇側に傾斜している．

手術の目的と手技
① インプラント周囲に角化粘膜を結合組織移植を用いて形成する．

PART 4　臨床実践編：インプラント

■ 手術(2010.5.1)

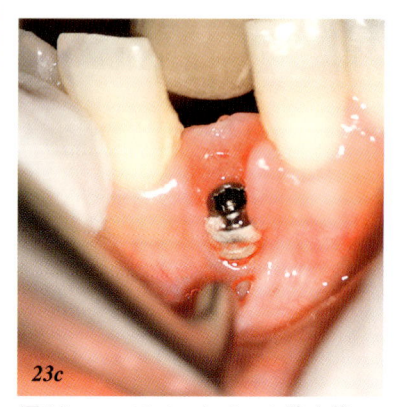

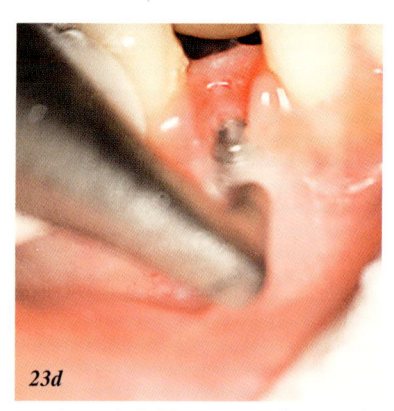

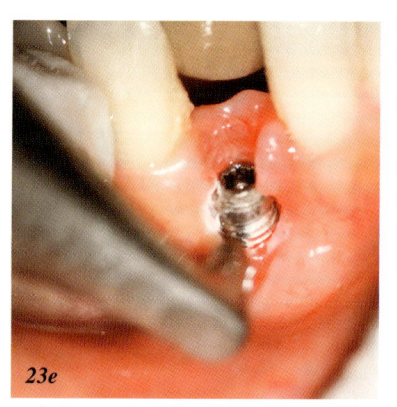

図 *23c〜e*　アバットメント除去後，パワージェットを用いてインプラント表面のデブライドメントを行う．粉末はアミノ酸のグリシンである．

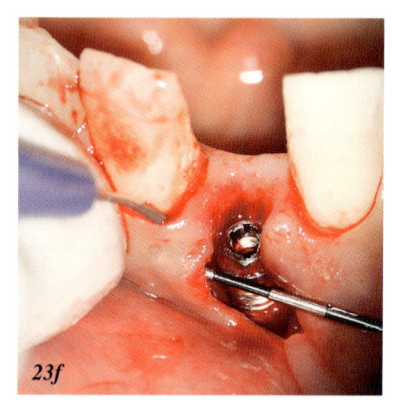

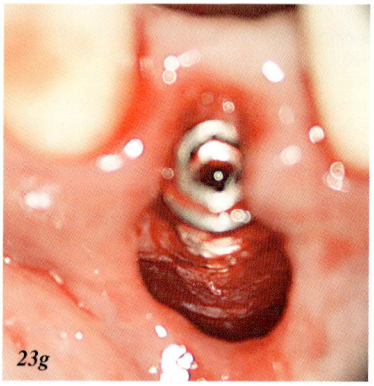

図 *23f, g*　露出インプラント表面のデブライドメント終了後，根面被覆術と同様の考え方でエンベロープフラップを形成する．

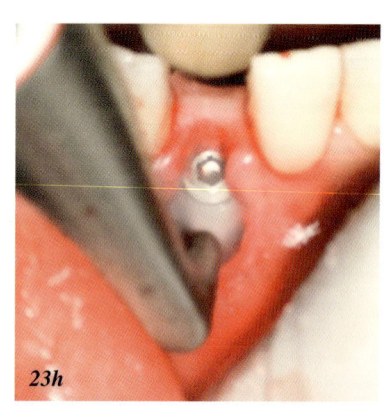

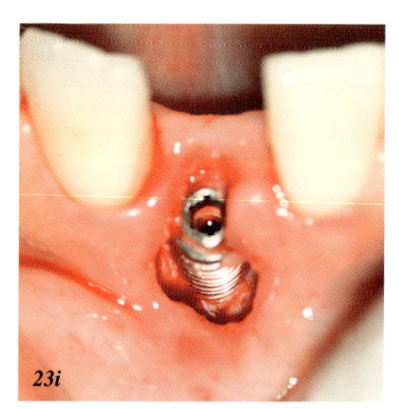

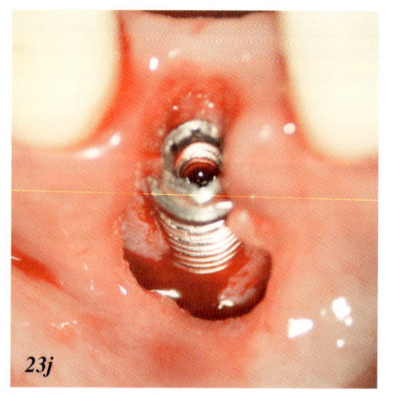

図 *23h〜j*　エンベロープフラップ形成後，再びパワージェットを用いてさらに根尖側のインプラント表面のデブライドメントを行う．

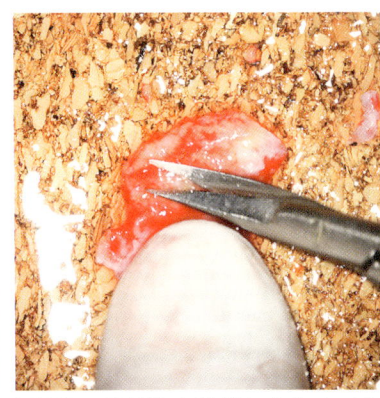

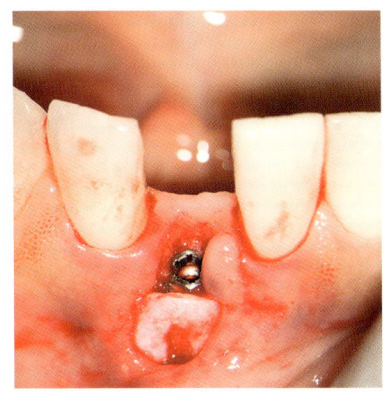

図23k　移植片を形態に合わせてトリミングする．

図23l　トリミングした移植片のサイズを確認する．

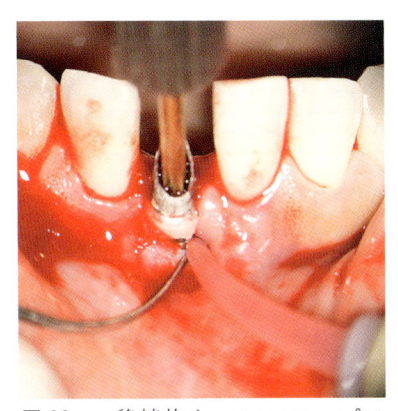

図23m　移植片をエンベロープフラップ内に挿入後，アバットメントを再装着する．

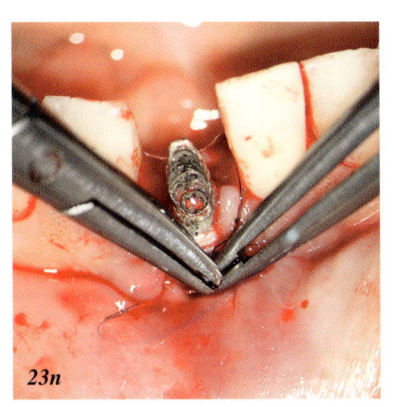

図23n, o　移植片を懸垂縫合によって固定する．

‖ Point ‖

　インプラント周囲のデブライドメントをパワージェットを使用し二度に分けて行う．まずはプラークが付着している露出部分そしてフラップを形成してその深部に対して行っている．これはアプローチが可能になり，無理なくパワージェットを使用するといった意味と，感染の原因となる部分を観血処置に入る前にいったん取り除くといった意味をもつ．

術後

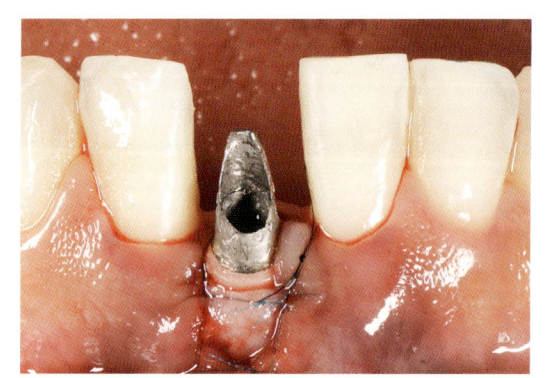

図 23p　縫合直後．インプラント補綴装着時のレベルまで垂直的歯肉レベルを改善する目的でレベルを合わせている．

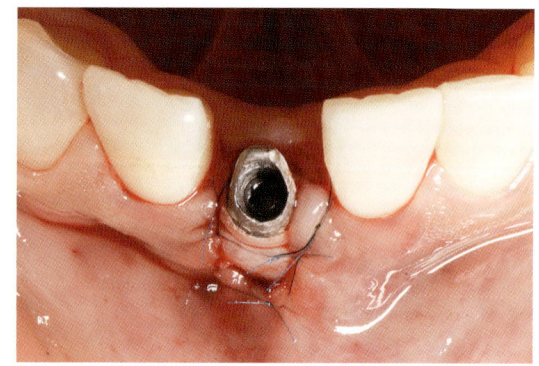

図 23q　水平的歯肉レベルも同様に厚めに改善する．

術後 3 か月

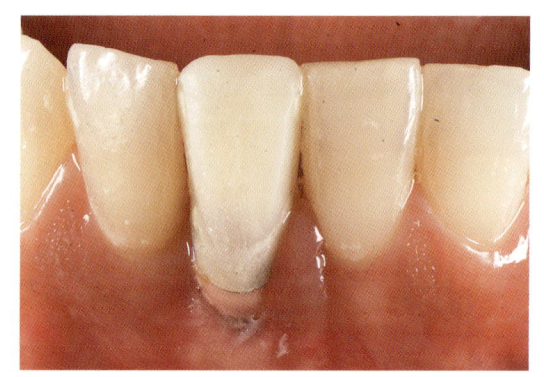

図 23r　術後 3 か月．予定としたレベルまでの軟組織の再建ができた．

評価

　唇側の粘膜のレベルが下がり，角化粘膜の消失を起こし，それによって軽度のインプラント周囲炎となっていたケースである．このようなケースではインプラント表面を確実にデブライドメントできるかがまず第一ポイントとなる．確実にデブライドメントできれば，結合組織移植によって角化粘膜をつくることが可能となるからである．さらに角化粘膜ができれば，つぎのステップとしてインプラント周辺に再び骨をつくる可能性を得る．このようなリカバリーケースにおいて，治療のコンセンサスは得られていない．しかし周囲軟組織の再建ならずしてすべては始まらない．

インプラントのリカバリー③

術前

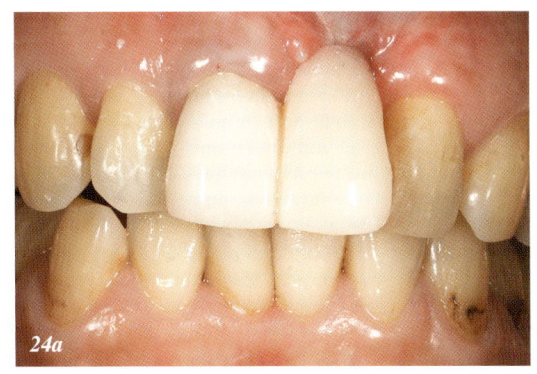

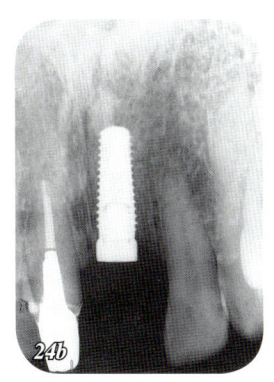

図 24a, b 術前の正面観およびデンタルエックス線写真．インプラントは2007年1月に他院にて埋入された．

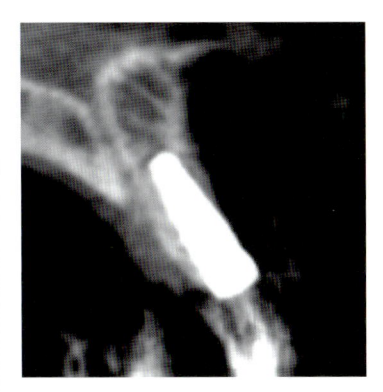

図 24c 術前の CT 像．

プロビジョナルレストレーション除去時

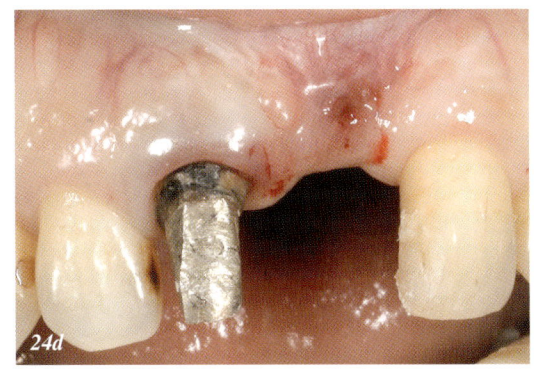

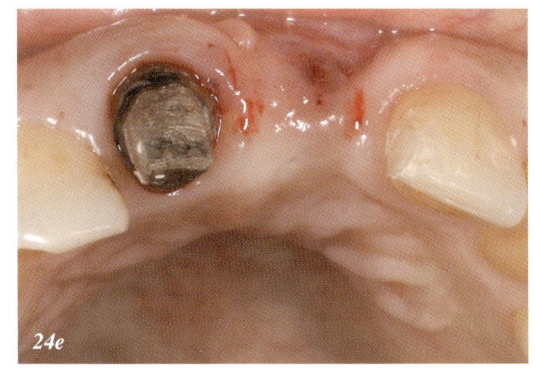

図 24d, e プロビジョナルレストレーション除去後の上顎正面観および咬合面観．

PART 4　臨床実践編：インプラント

垂直的歯肉ライン	3⌋	2⌋	1⌋	⌊1	⌊2	⌊3
隣在歯とのバランス				✓		
対称歯とのバランス				✓		
水平的歯肉ライン	3⌋	2⌋	1⌋	⌊1	⌊2	⌊3
隣在歯とのバランス				✓		
対称歯とのバランス				✓		

※問題と考える部位を「✓」する

本ケースのポイント

問題点
- プロビジョナルレストレーションから⌊1部の水平・垂直的歯肉レベルのディスクレパンシーを認める．
- ⌊1部のMGJが歯冠側に移動している．CT像よりインプラントの唇側傾斜埋入を認める．

手術の目的と手技
① 硬軟組織の再建を必要とする軟組織は唇側の角化粘膜および⌊1 ⌊2部の乳頭の高さが必要なため，結合組織移植を2回適応する．
② 硬組織は通常の非吸収性メンブレンによるGBR法を適応する．

手術：GBR法(2008.11.19)

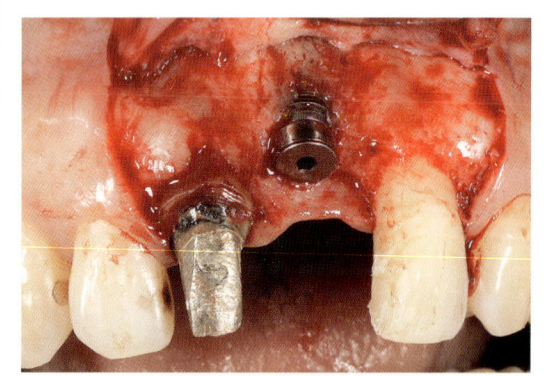

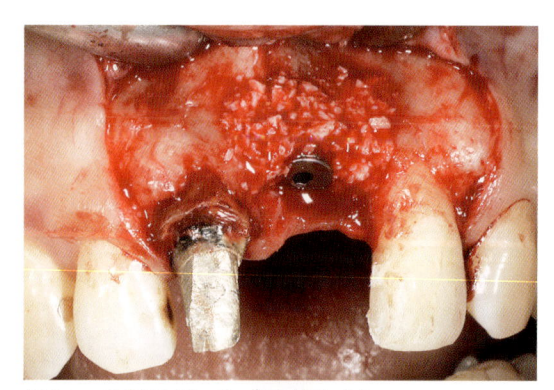

図24f　唇側骨の喪失とインプラントの埋入角度の唇側傾斜を認める．

図24g　周囲にBio-Oss®を填入する．

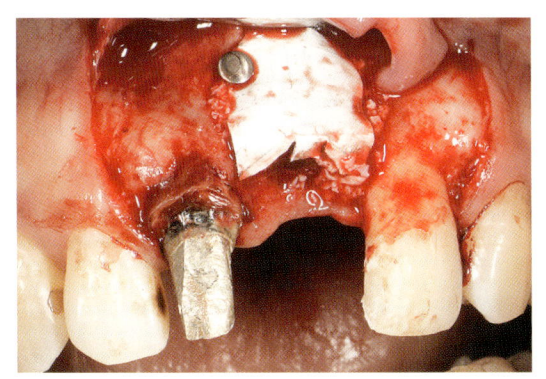

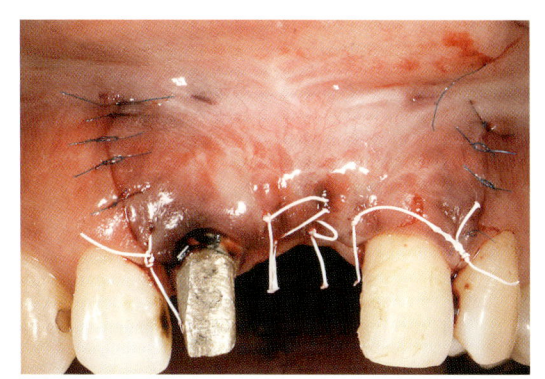

図 24h 非吸収性メンブレンにて補填材をカバーする．

図 24i 縫合直後．切開部は確実に閉鎖する．縫合糸は 8-0，ゴアテックススーチャーは 6-0 を使用．

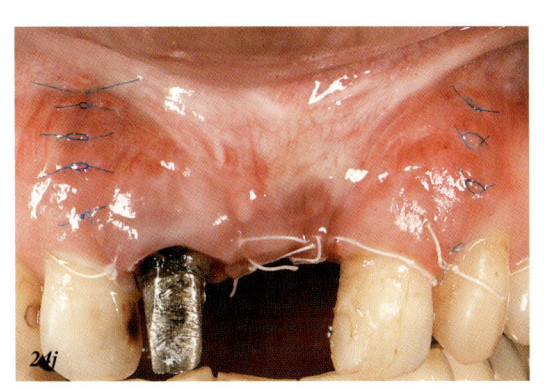

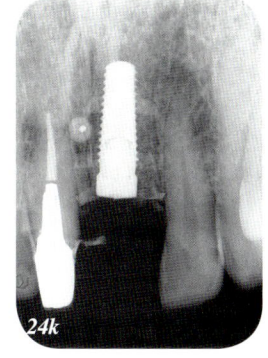

図 24j, k 1 週間後，縫合糸除去前．非常に良好な治癒経過を認める．

手術：結合組織移植（2009.4.15）

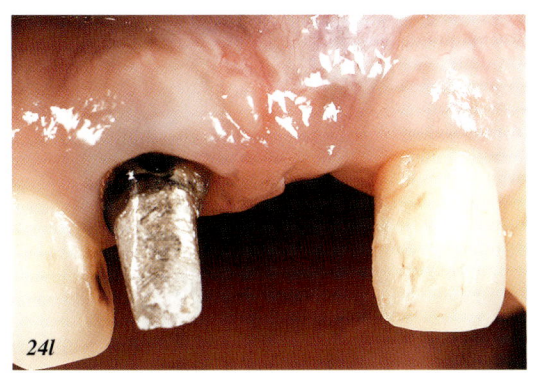

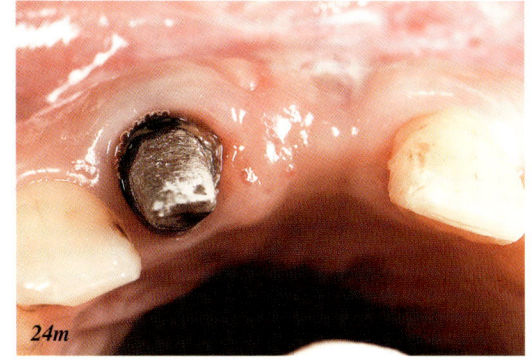

図 24l, m 4 か月後の口腔内．垂直的歯肉レベルは変化しないが，水平的歯肉レベルは改善されている．

PART 4　臨床実践編：インプラント

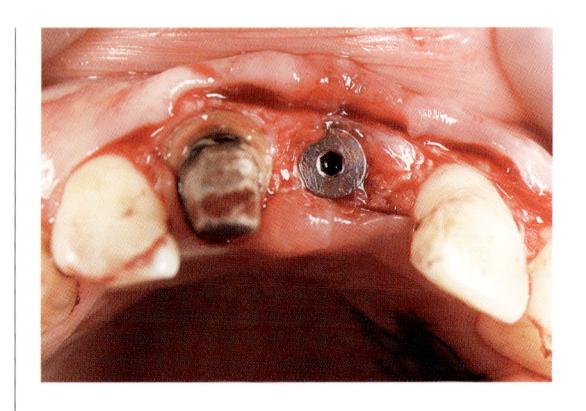

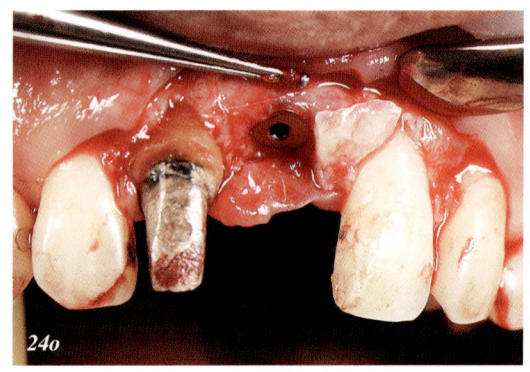

図 24n　メンブレン除去直後．インプラントの唇側周囲には新生組織が認められる．

図 24o, p　メンブレンの除去後，結合組織移植を行う．|1 2部の乳頭下に結合組織片を縫い付ける．

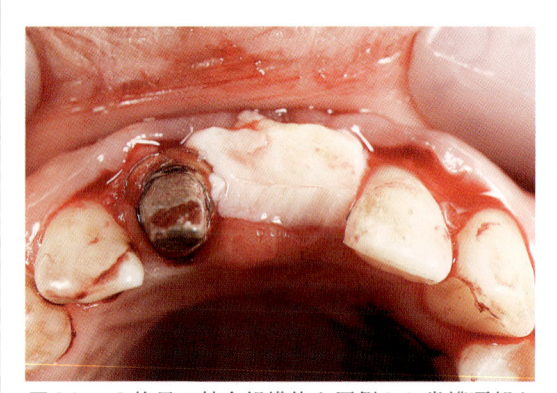

図 24q　2枚目の結合組織片を唇側から歯槽頂部を覆うように縫合する．

インプラントのリカバリー

‖ Point ‖
　本ケースにおいて用いたテクニックは，結合組織のオンレーグラフトであるが，ここでのポイントはまず移植片が動かないように縫合によって固定しておくこと，また歯肉弁を縫合する際，縫合糸は外れないように減張切開を用いて歯肉弁のテンションを調整しておくことである．

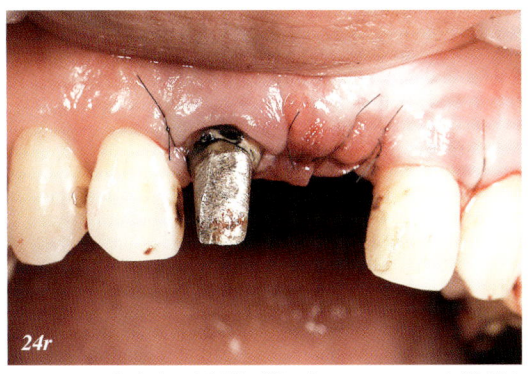

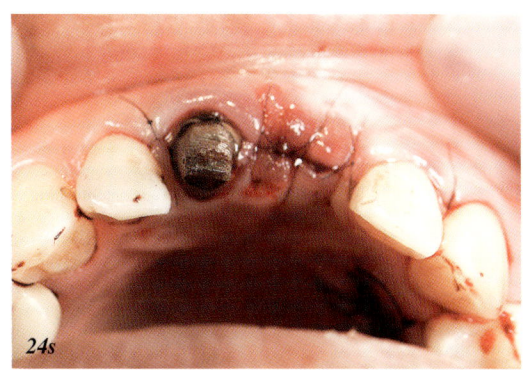

図 24r, s　歯肉弁に減張切開を加え，しっかり閉鎖するように縫合する（7‐0を使用）．

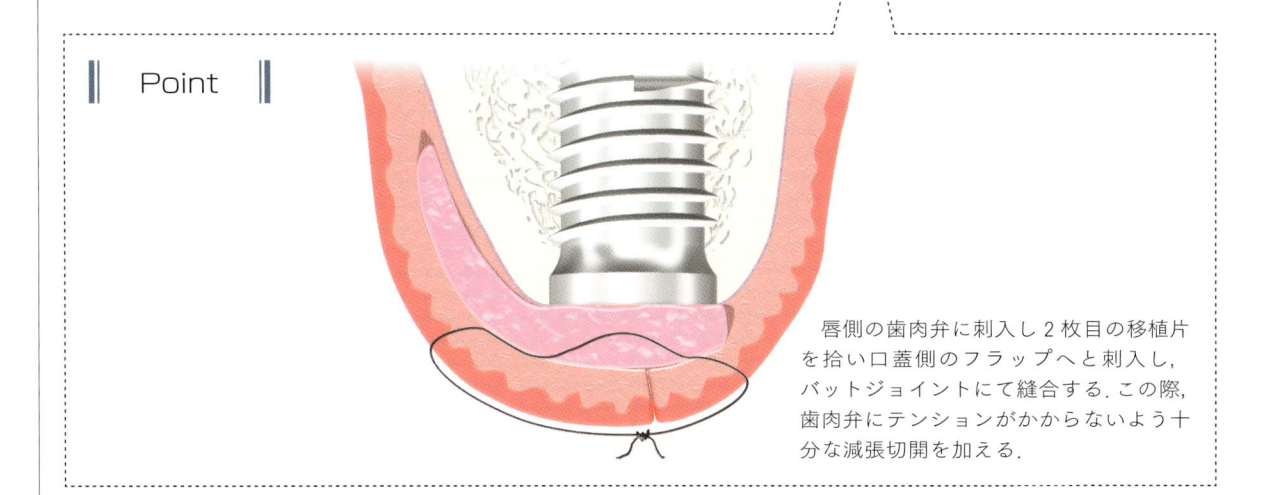

‖ Point ‖

唇側の歯肉弁に刺入し2枚目の移植片を拾い口蓋側のフラップへと刺入し，バットジョイントにて縫合する．この際，歯肉弁にテンションがかからないよう十分な減張切開を加える．

131

PART 4　臨床実践編：インプラント

■ **手術：歯間乳頭再建術（2009.7.8）**

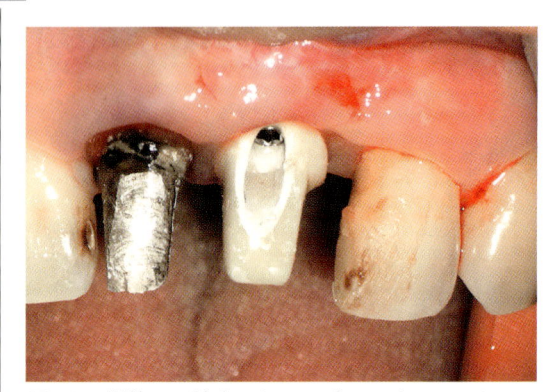

図 24t　術前の口腔内．すでにプロビジョナルアバットメントが装着されている．しかし|12部の乳頭の高さが足りないため乳頭再建術を適応した．

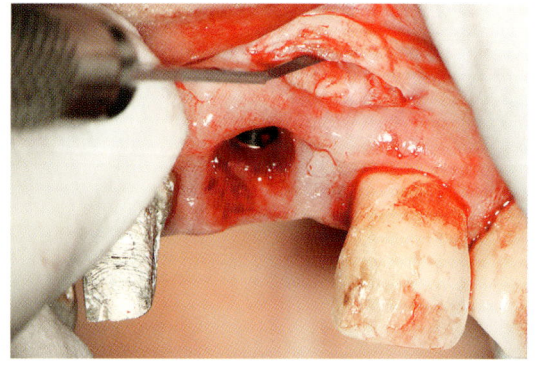

図 24u　切開：|12部の歯間部根尖側に水平切開を入れる．唇側遠心隅角部より口蓋側はアバットメントを除去し，唇側近心隅角より口蓋側遠心隅角部まで歯肉縁から約2mmの深さに切開を入れる．これは乳頭部が可動するようなエンベロープフラップを形成する目的で行う．

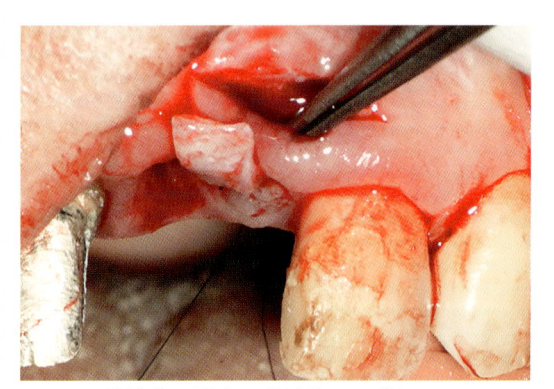

図 24v　移植片の縫合：移植片は2枚用いている．1枚目の移植片は乳頭下に埋入し縫合している．

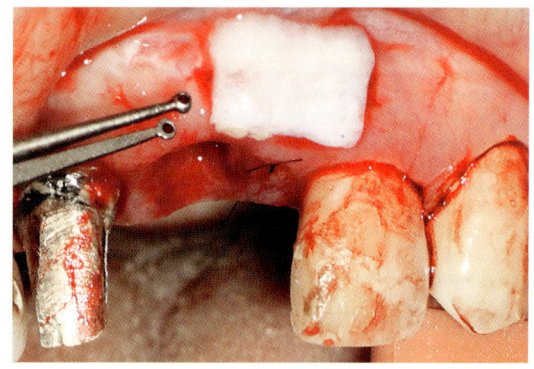

図 24w　2枚目の移植片は乳頭部の唇側に縫合する．

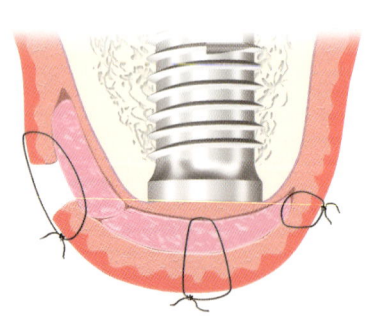

1枚の移植片で適切な形態をつくるのが難しいため，2枚の移植片を組み合わせて使用している．ここでポイントとなるのが，水平切開を入れた部分から根尖側への歯肉弁のつくり方である．深く切開・剥離せず，頬側へ入れる移植がピッタリ入るサイズに弁の形成をすることである．これがストッパーの役割をし，歯肉弁は安定した形で歯冠側へ押し上げられる．

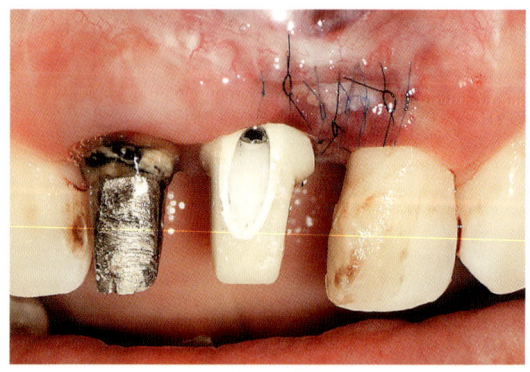

図 24x　縫合直後．乳頭の位置が歯冠側に移動している．

インプラントのリカバリー

術後／プロビジョナルレストレーション装着

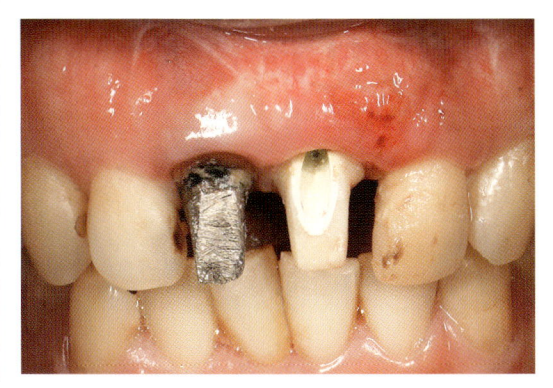

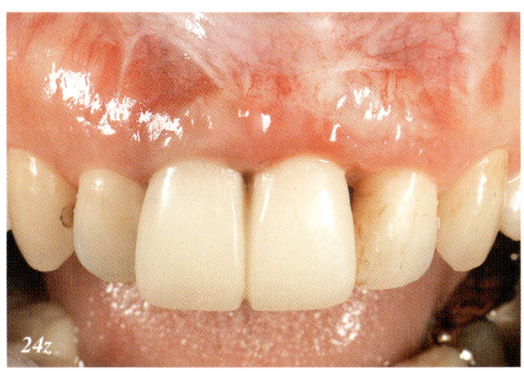

図 24y 抜糸時.

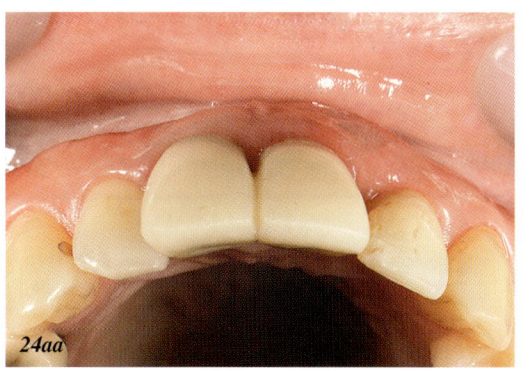

図 24z, aa プロビジョナルレストレーション装着時. プロビジョナルクラウンと周囲軟組織の調和をつくるべく何度か形態修正を行っている.

最終補綴物装着時

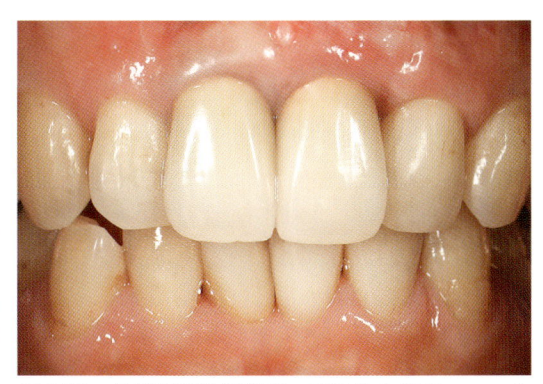

図 24bb 最終補綴物装着時. 平均的な歯肉レベルを獲得した.

図 24cc, dd インプラント周囲の硬組織も良好な状態を維持している.

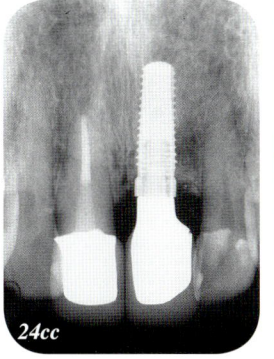

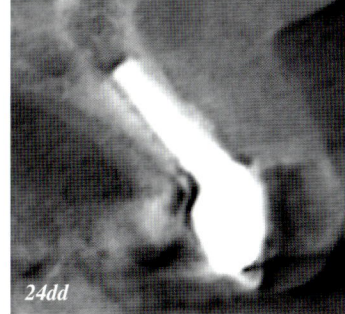

評価

　本ケースは他院でのインプラント治療中に転院してきたケースで非常に苦労した治療であった. とくに歯肉が薄く, 浮腫性であったため結合組織移植による軟組織の再建を非常に難しくしていた. このことは術前に考慮し GBR 法を採用している. このように, 薄く, 浮腫性の歯肉の場合, 術後の歯肉形態の予測が立てにくい. よって硬組織の再建に積極的に取り組むべきと考える.

PART 4　臨床実践編：インプラント

インプラントのリカバリー④

術前

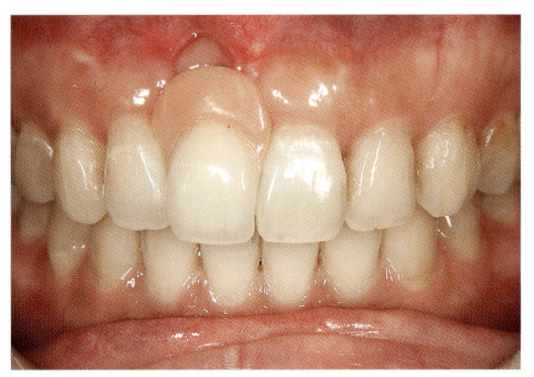

図25a　ピンクポーセレン付きの修復物が装着されており，これが患者の主訴となっている．

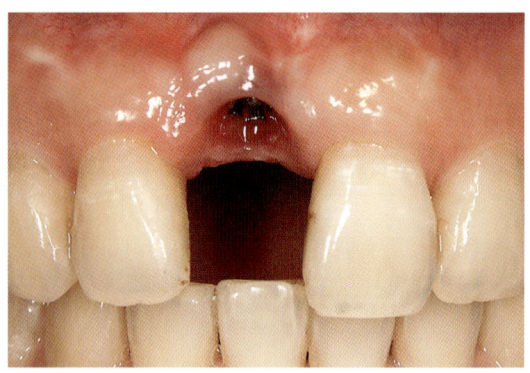

図25b　修復物を除去後の口腔内．著しい歯肉の退縮を認める．

垂直的歯肉ライン	3	2	1	1	2	3
隣在歯とのバランス			✓			
対称歯とのバランス			✓			
水平的歯肉ライン	3	2	1	1	2	3
隣在歯とのバランス			✓			
対称歯とのバランス			✓			

※問題と考える部位を「✓」する

本ケースのポイント

問題点
- 1|に垂直的・水平的歯肉レベルの減少を認める．
- 両隣在歯との間の乳頭部のレベルも根尖側に移動している．

手術の目的と手技
① 1|と同じレベルまで垂直的・水平的歯肉レベルの再建を結合組織移植を用いて行う．
② 手術を2回に分けて行う．1回目で唇側に結合組織移植を行い歯肉の厚みを増大する．2回目で形成された厚い歯肉を歯冠側へ移動させる．

■ プロビジョナルレストレーション装着時

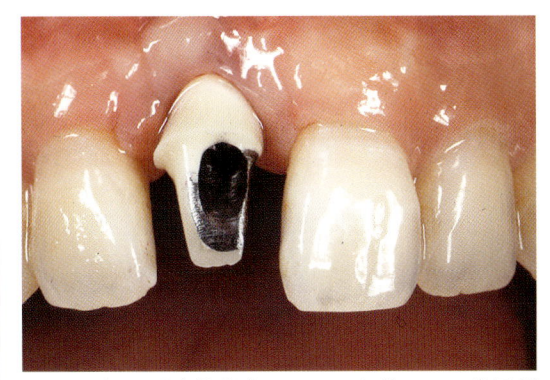

図25c ⌞1の垂直的歯肉レベルより約1mm歯冠側にプロビジョナルアバットメントのフィニッシングラインを設定する．

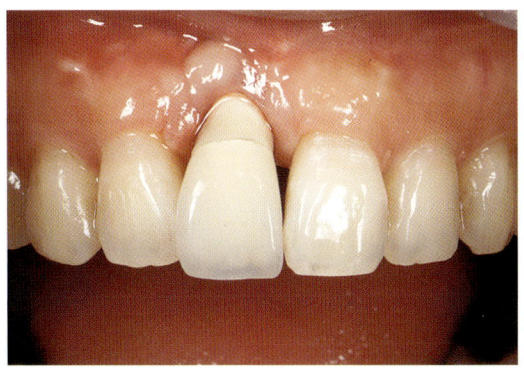

図25d 口腔内に装着されたプロビジョナルアバットメントとクラウン．プロビジョナルアバットメントは硬質レジンを用いている．

■ 一次手術（2004.7.29）

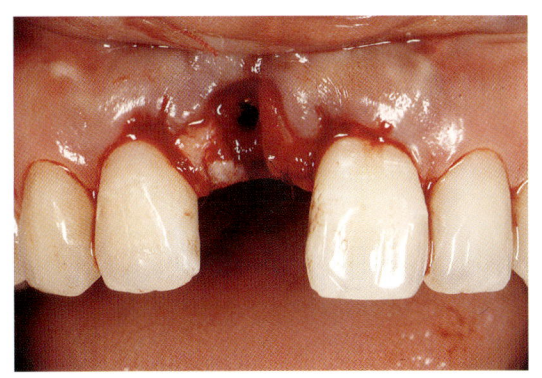

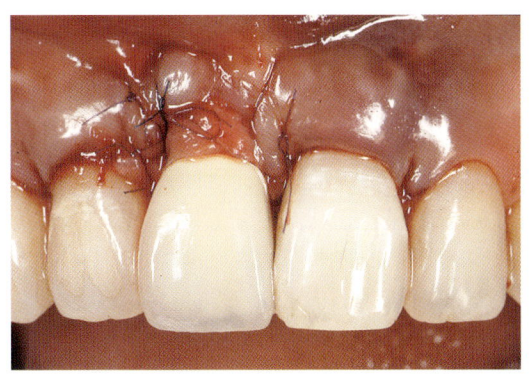

図25e ⌞3近心から⌞2近心まで部分層弁にてオープンフラップを形成する．

図25f 唇側に厚めの結合組織を移植，縫合している．縫合は単純縫合を用い乳頭部で縫合している．

PART 4　臨床実践編：インプラント

Point

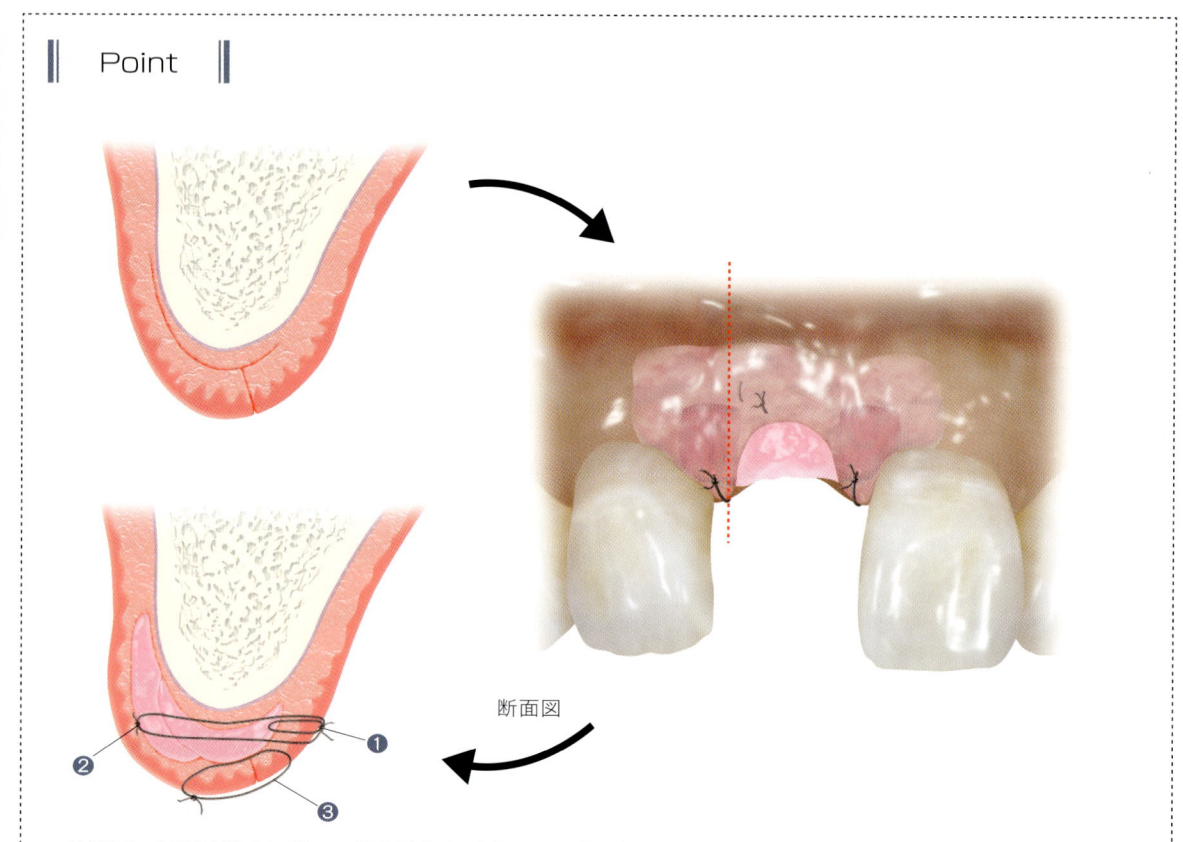

　乳頭部の切開は薄く切開し，部分層弁を形成する．乳頭部にできるだけ厚く軟組織を残し，この部分に結合組織片を縫い付けるようにする（❶）．次に大きめの移植片（2|近心から|1近心までを覆える幅）を唇側にアバットメントのフィニッシングラインを目標に位置させ縫合する（❷）．ここまでの縫合には吸収性の糸を用いる．そして移植片をサンドイッチ状に歯肉弁にて覆うように縫合する（❸）．

断面図

一次手術後 1 か月

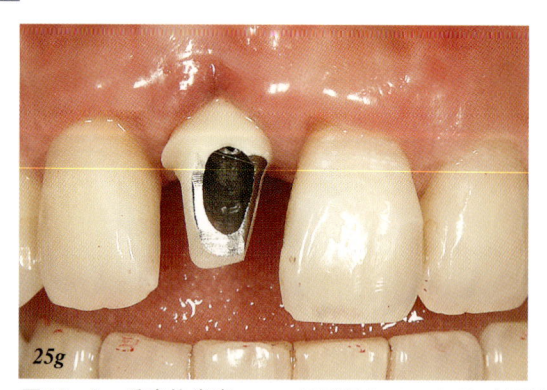

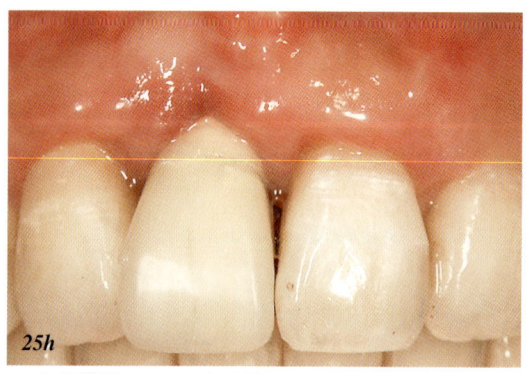

図 *25g, h*　垂直的歯肉レベルは不足しているが，水平的歯肉レベルは十分獲得でき，一次手術での目的は達成している．

二次手術（2004.12.2）

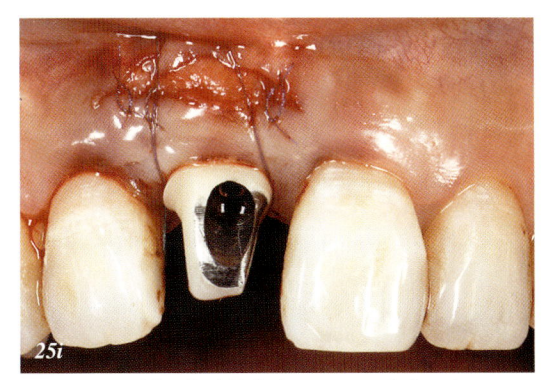

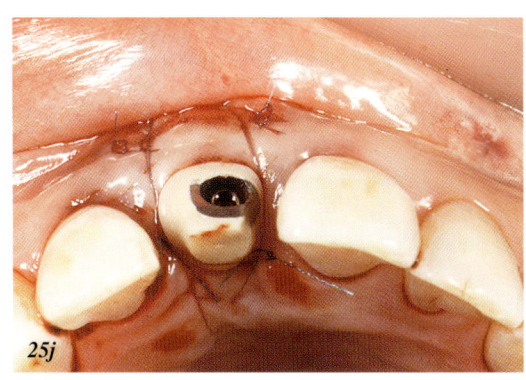

図 25i, j　唇側の水平的歯肉レベルは十分であるため，この歯肉の歯冠側移動を行う．フラップデザインは 2|1 の遠心隅角から近心隅角まで歯肉溝切開を行う．また，1| インプラント部はアバットメントを除去し，口蓋側近心から歯肉溝切開に準じた切開を口蓋側遠心部まで行う．さらに，弁の移動をスムーズに行うために唇側に水平切開を加えた．そして唇側の厚みを増やすために結合組織移植を頬側に行っている．

Point

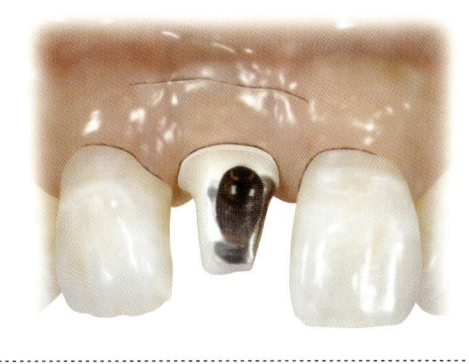

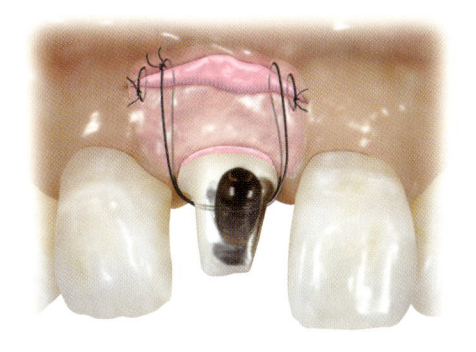

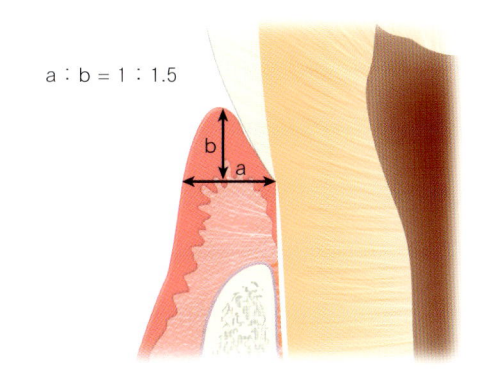

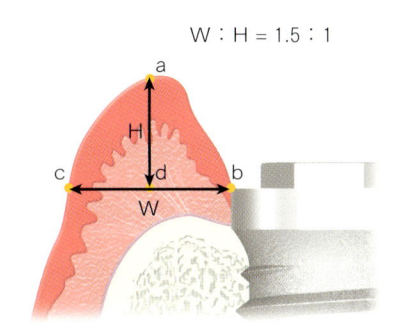

Wennström[34]はインプラント周囲の幅をと高さの関係を調べた．さらに Nozawa[35] らも同様の調査を行っている．その結果，インプラント周囲唇側部の幅と高さの比率は約1.5：1と報告している．しかしながら，この比率はすべて同様でなく，個体差のあるものである．このデータの重要な点は，1つの個体において歯肉の高さを増やそうと考えるのであれば，幅も増やすべきであるということである．よって，本ケースのように垂直的歯肉レベルの増大をインプラント周囲に行う場合，十分な厚みをつくることを考慮しなければならない．

PART 4　臨床実践編：インプラント

■ 二次手術後3か月

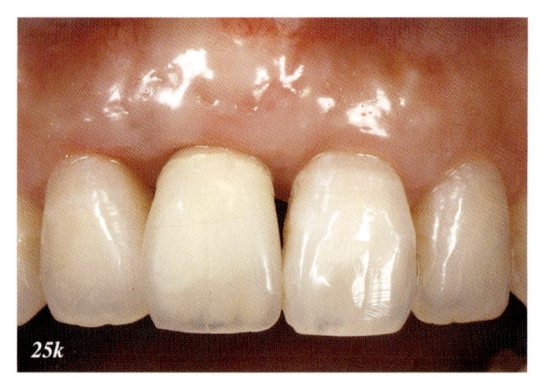

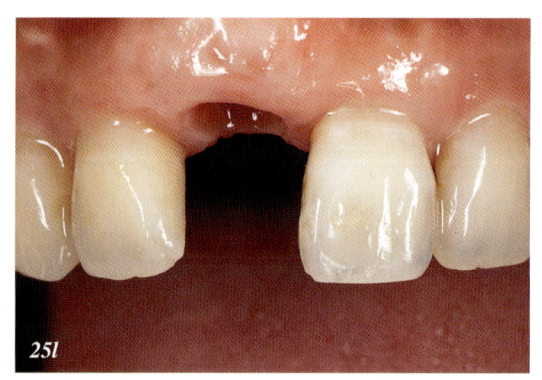

図 25k, l　水平的・垂直的歯肉レベルの再建がなされている．しかし 1|1 にブラックトライアングルが残ったため補綴的にこの部分を解決している．

■ 最終補綴物装着時／装着後5年

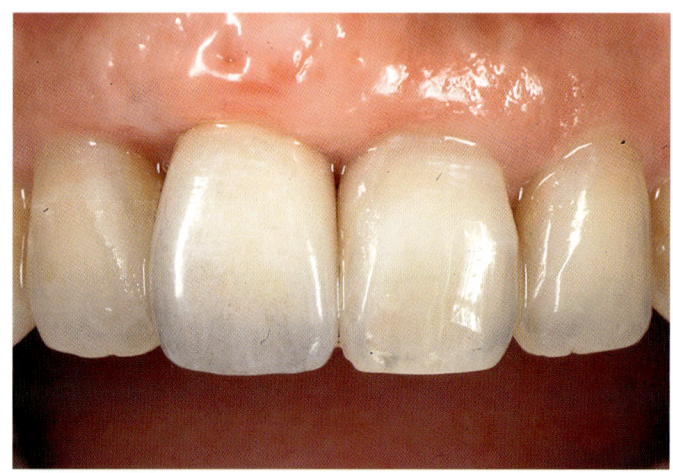

図 25m　最終補綴物装着時（補綴は山﨑長郎氏による）．

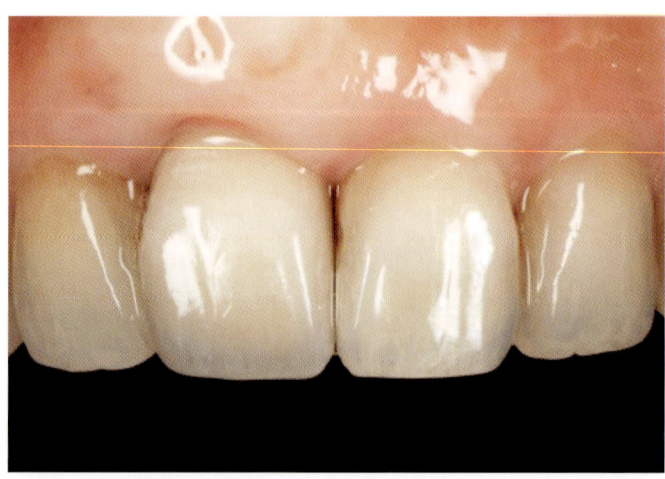

図 25n　最終補綴物装着後5年．

評価

インプラント周囲の軟組織が欠損した場合，その再建はアバットメント周囲に行うこととなる．アバットメント周囲への結合組織移植は移植片への血液供給を考慮した際，非常に厳しい条件となる．よって，術前に2回の手術を計画していたことは正しい判断で，厚い歯肉弁を歯冠側移動しているのも理論的であったと考える．また，厚い角化歯肉には抵抗力があり，インプラントケースにおいても良好な予後が期待できることも，臨床的な1つのエビデンスとなるように考えている．

参考文献

1. Kokich VO Jr, Kiyak HA, Shapiro PA.Comparing the perception of dentists and lay people to altered dental esthetics. J Esthet Dent 1999；11(6)：311‐324.

2. Kokich VO, Kokich VG, Kiyak HA. Perceptions of dental professionals and laypersons to altered dental esthetics：asymmetric and symmetric situations. Am J Orthod Dentofacial Orthop 2006 Aug；130(2)：141‐151.

3. Seibert JS. Reconstruction of deformed, partially edentulous ridges, using full thickness onlay grafts. Part I. Technique and wound healing. Compend Contin Educ Dent 1983 Sep-Oct；4(5)：437‐453.

4. Wang HL, Al-Shammari K. HVC ridge deficiency classification：a therapeutically oriented classification. Int J Periodontics Restorative Dent 2002 Aug；22(4)：335‐343.

5. Suzuki M, Ogata Y. Classification of single tooth edentulous ridges with augmentation recommendations for dental implant treatment. J Implant Advanced Clin Dent 2009；1(3)：55‐61.

6. Oösta F. Dohlman MD, Toronto：Carl Olof Nylen and the Birth of the Otomicroscope and Microsurgery. Arch Otolaryng 1969；90.

7. Tibbetts LS, Shanelec DA. An overview of periodontal microsurgery. Curr Opin Periodontol 1994：187‐193.

8. Tibbetts LS, Shanelec D. Current status of periodontal microsurgery. Curr Opin Periodontol 1996；3：118‐125.

9. Shanelec DA, Tibbetts LS. Recent advances in surgical technology, Treatment of periodontal disease, Clinical Periodontal 8th ed. WB Saunders Co 1996：677‐684.

10. Tibbetts LS, Shanelec D. Periodontal microsurgery. Dent Clin North Am 1998；42(2)：339‐359.

11. 鈴木真名．歯周形成外科におけるマイクロスコープの有用性．日本臨床歯周病学会会誌 2000：18.

12. 藤野豊美，田嶋定夫，波利井潔紀．形成外科学．東京：南山堂，1996.

13. Klopper P, Muller JH, van Hattum AH. Microsurgery and Wound Healing. Amsterdam, ExcerptaMedica. 1979；280.

14. van Hattum AH, James J, Klopper PJ, Muller JH. A model for the study of epithelial migration in wound healing. Virchows Arch B Cell Pathol Incl Mol Pathol 1979；30(2)：221‐230.

15. Shanelec DA. Optical principles of loupes. J Calif Dent Assoc. 1992；20(11)：25‐32.

16. 鈴木真名．Periodontal Microsurgery の概要―その有用性と根面被覆への応用―．the Quintessence 1999；18(12)：49‐56.

17. Hegde R, Sumanth S, Padhye A. Microscope-enhanced periodontal therapy：a review and report of four cases. J Contemp Dent Pract 2009 Sep 1；10(5)：E088‐96.

18. Nordland WP, Sandhu HS, Perio C. Microsurgical technique for augmentation of the interdental papilla：three case reports. Int J Periodontics Restorative Dent 2008 Dec；28(6)：543‐549.

19. Cairo F, Carnevale G, Billi M, Prato GP. Fiber retention and papilla preservation technique in the treatment of infrabony defects：a microsurgical approach. Int J Periodontics Restorative Dent 2008 Jun；28(3)：257‐263.

20. Francetti L, Del Fabbro M, Testori T, Weinstein RL.Periodontal microsurgery：report of 16 cases consecutively treated by the free rotated papilla autograft technique combined with the coronally advanced flap. Int J Periodontics Restorative Dent 2004 Jun；24(3)：272‐279.

21. Shanelec DA. Periodontal microsurgery. J Esthet Restor Dent 2003；15(7)：402‐407.

22. Rossi R, Pilloni A, Morales RS. Qualitative assessment of connective tissue graft with epithelial component. A microsurgical periodontal plastic surgical technique for soft tissue esthetics. Eur J Esthet Dent 2009 Summer；4(2)：118‐128.

23. Raetzke PB. Covering localized areas of root exposure employing the "envelope"technique. J Periodontol 1985；56(7)：397‐402.

24. Allen AL. Use of the supraperiosteal envelope in soft tissue grafting for root coverage. Ⅱ. Clinical results. Int J Periodontics Restorative Dent 1994；14(4)：302‐315.

25. Langer B, Langer L. Subepithelial connective tissue graft technique for root coverage. J Periodontol 1985；56(12)：715‐720.

26. Bruno JF. Connective tissue graft technique assuring wide root coverage. Int J Periodontics Restorative Dent 1994；14(2)：126‐137.

27. Harris RJ. The connective tissue and partial thickness double pedicle graft：a predictable method of obtaining root coverage. J Periodontol 1992；63(5)：477‐486.

28. Nelson SW. The subpedicle connective tissue graft. A bilaminar reconstructive procedure for the coverage of denuded root surfaces. J Periodontol 1987；58(2)：95‐102.

29. Abrams L. Augmentation of the deformed residual edentulous ridge for fixed prosthesis. Compend Contin Educ Dent 1980‐Jun；1(3)：205‐213.

30. Langer B, Calagna L. The subepithelial connective tissue graft. J Prosthet Dent 1980；44(4)：363‐367.

31. Garber DA, Rosenberg ES. The edentulous ridge in fixed prosthodontics. Compend Contin Educ Dent 1981；2(4)：212‐223.

32. 鈴木真名．Periodontal Microsurgery の概要―歯槽堤増大術と歯間乳頭形成術への応用―．the Quintessence 2000；19(6)：67‐74.

33. 鈴木真名．Periodontal Microsurgery のインプラント治療への応用．Quintessence DENT Implantol 2001；8(6)：50‐57.

34. Wennström JL. Mucogingival considerations in orthodontic treatment.Semin Orthod 1996 Mar；2(1)：46‐54.

35. Nozawa T, Enomoto H, Tsurumaki S, Ito K. Biologic height-width ratio of the buccal supra-implant mucosa. Eur J Esthet Dent 2006 Autumn；1(3)：208‐214.

付録

各社マイクロスコープの特徴

　現在，手術用顕微鏡（マイクロスコープ）は多くのメーカーから発売され，歯科治療の多様性に応じたさまざまな工夫を備えている．ここでは，筆者が使用しているマイクロスコープを中心にその特徴についてみてみたい．

　マイクロスコープの標準的な機能として，まず倍率の可変領域は約2倍から24倍までの拡大が可能である点や，ほとんどの機種に対物レンズ保護フィルターおよびカラーフィルターがついている点が挙げられる．歯科治療に不可欠といえる可変鏡頭もある．また，実際に診療で使用するにあたり，アームの可動性・安定性は大切である．われわれは診療中，幾度となくマイクロスコープの位置を変更しなければならないため，セッティングのしやすさ，セッティング直後の安定性が問題となる．この点をもっとも考慮しているのが，カールツァイスの「PROergo」の電磁ロックシステムである．

　フォーカス調整も重要である．これは「PROergo」のオートフォーカス機能，あるいはメーラーの「ユニバーサ300」に備わっている電動フォーカス機能がその使いやすさを助けている．そして電動ズーム機能を備えた機種もいくつか市場にでている．

　さらに，非常に大切な機能が「光源」と「記録システム」である．従来，光源としてはハロゲンが用いられてきていたが，拡大率が上がるほど強い光を必要とすることから，キセノンを設置する機種が多くなっていた．最近では，「ライカM320」のようにLEDを使用する機種も登場してきている．

　記録システムとしては，ライカM320ではHDカメラを内蔵しており，写真や録画が容易にできるようになっている．他機種も今後はこのようなシステムをとっていくと考えられる．しかし光源を考えるうえで，"明るすぎる"ことが目に及ぼす為害作用も考慮しなければならない．強い光源は視野を明瞭化する一方で，その光を直接的に見ることが多いアシスタントの目の健康を考える必要がある．

　このように，マイクロスコープは技術の進歩の歩調に合わせるように今なお進化の途中なのである．

表1　各社マイクロスコープの比較表．

メーカー／型番	倍率数／倍率	接眼レンズ倍率	対物レンズ	対物レンズ保護フィルター	光源	予備灯	カラーフィルター	記録システム	設置タイプ	微調整フォーカス
ライカ／M320	5変倍／3.2〜20×	10×12.5×	10×：200mm 12.5×：250mm	あり（ガラス）	LED 10万ルクス	不要	オレンジ	CMOS HDカメラ	天井，壁，床	手動式
カールツァイス／PROergo	ズーム式 1.9〜18.2×	12.5×	200〜415mm	あり（プラスチック）	ハロゲン100W キセノン	あり	オレンジ，グリーン	内蔵型（42万画素）	天井，壁，スタンド	電動式（オートフォーカス）
グローバル／G6	6変倍／2.3〜21.3×	10×	標準：225mm オプション：200, 250, 300mm	あり（プラスチック）	メタルハライド，キセノン，LED	オプション対応	デンタルフィルター（イエロー）レーザーフィルター	外付型（38万画素）	天吊り，壁，床移動，床固定	手動式
メーラー／デンタ300	5変倍／2〜24×	12.5×	250mm	あり（ガラス）	ハロゲン150W	あり	オレンジ，グリーン	カメラ専用光路内蔵	フロアマウント，天井，壁	手動式
メーラー／ユニバーサ300	5変倍／2〜24×	12.5×	250mm	あり（ガラス）	ハロゲン150W	あり	オレンジ，グリーン	カメラ専用光路内蔵	フロアマウント，天井	電動フォーカス

各社マイクロスコープの特徴

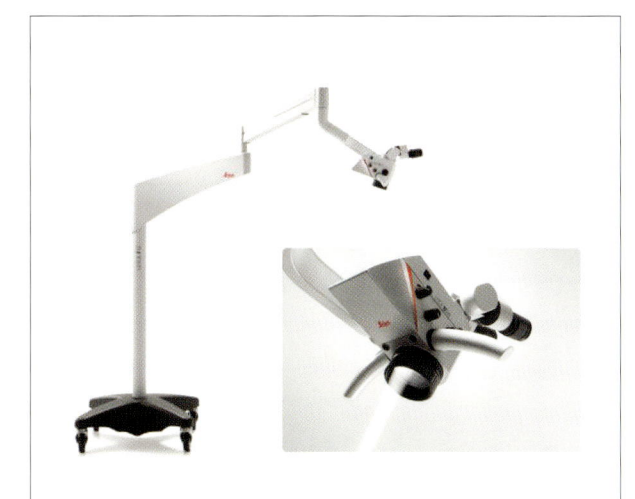

ライカ／M320
問合先：(株)モリタ　Tel. 06-6380-2525（大阪本社）
　　　　　　　　　　 03-3834-6161（東京本社）

　ハイパワーLED照明を搭載しており，内蔵HDカメラで写真も録画も簡単にできる．さらに，ケーブル類を極力抑えたことにより，デザイン性と衛生性に優れている．マイクロスコープの新しい形態．

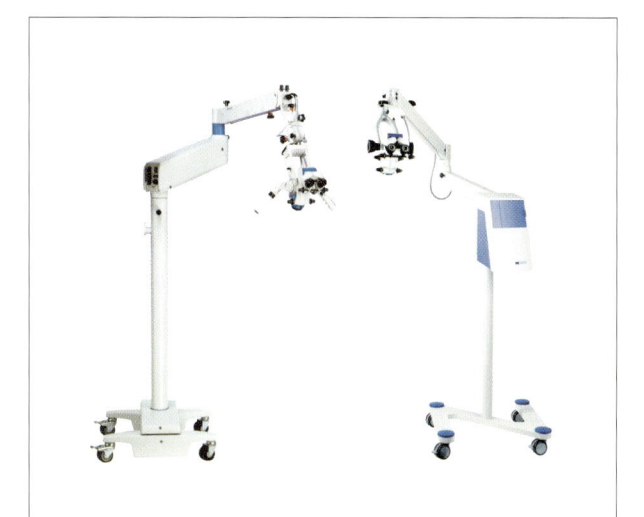

メーラー／デンタ300，ユニバーサ300
問合先：(株)ヨシダ　Tel. 03-3845-2931

　自由度の高い接眼可変鏡筒を採用し，強度のあるアーム構造を備え，顕微鏡を横に傾けた時，接眼鏡筒を回転させてポジションを水平にできる．術者は快適な姿勢を維持でき，背中，腰などに負担がかからない．

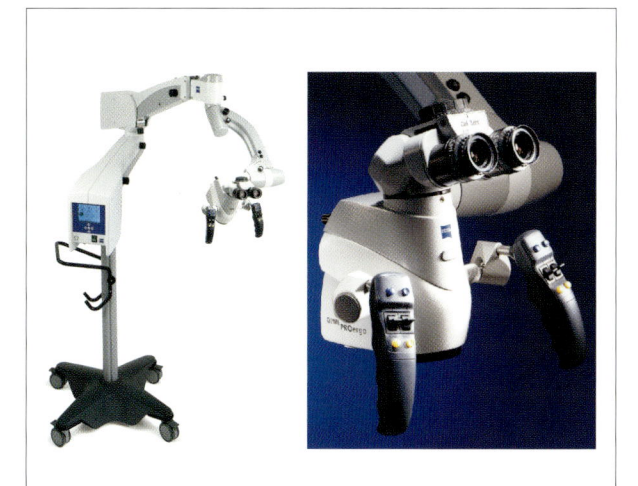

カールツァイス／OPMI PROergo
問合先：白水貿易(株)　Tel. 06-6396-4400

　フリーフロートマグネティックシステムを備え，顕微鏡の回転運動3軸をボタンひとつでフリーにすることができ，ストレスのない位置決めが可能．焦点距離を連続的に変えられ，より快適な治療姿勢が得られる．

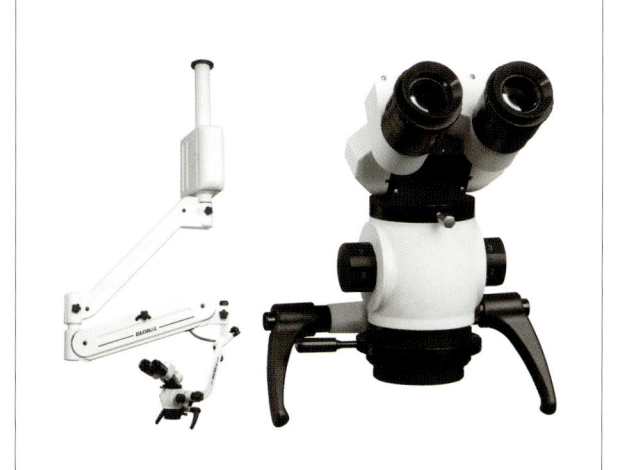

グローバル／グローバルマイクロスコープ G3・G6
問合先：名南歯科貿易(株)　Tel. 052-799-4075

　リーズナブルな価格ながら，高いカスタマイズ性を誇り，多彩なオプションの利用も自由自在となっている．それによりユーザーのニーズに応えられるような設計となっている．

付録

■ 本書で使用したおすすめマテリアル一覧

筆者がペリオドンタル・マイクロサージェリーの臨床において用いている器具・機材の代表的なものを紹介する．これらを使い，精密な手術の設計から施術を正確に行うようにしている．

マイクロサージェリー用インスツルメント

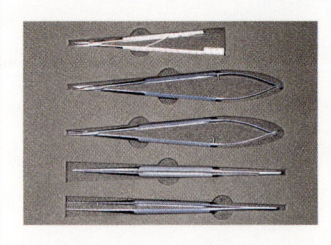

マーチン・マイクロサージェリーキット
問合先：(株)茂久田商会
Tel. 078-303-8241

縫合糸

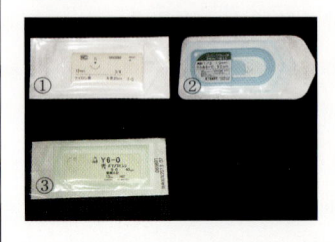

①ナイロン縫合糸
日腸工業(株)製
問合先：(株)東京歯材社
Tel. 03-3823-7501(本社)
②ソフトレッチ
問合先：(株)ジーシーDIC
Tel. 0120-41-6480
③ポリプロピレン縫合糸
(株)ベアーメディック製
問合先：(株)ヨシダ
Tel. 03-3845-2931

マイクロサージェリー用メス

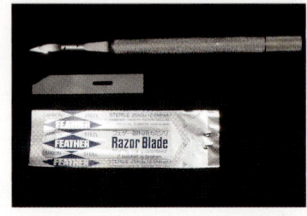

フェザーレザーブレード
問合先：(株)東京歯材社
Tel. 03-3823-7501(本社)

マイクロサージェリー用メス

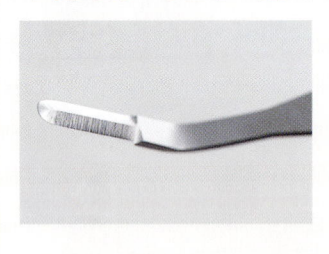

CK-2
問合先：(株)ヨシダ
Tel. 03-3845-2931

マイクロサージェリー用メス

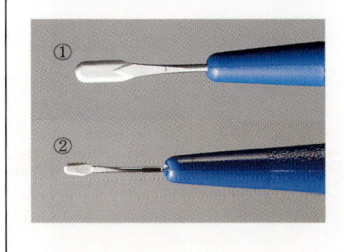

①シャーポイントクレセントナイフ直
②シャーポイントミニクレセントナイフ曲
問合先：(株)東京歯材社
Tel. 03-3823-7501(本社)

歯面清掃器具

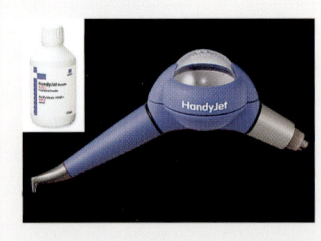

ハンディジェット＆パウダー
問合先：(株)モリタ
Tel. 06-6380-2525
　　　(大阪本社)
　　　03-3834-6161
　　　(東京本社)

3Dイメージ

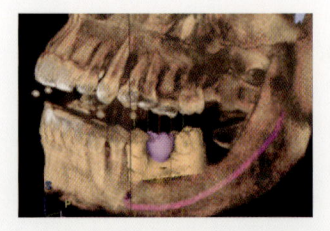

GALILEOS & CEREC
問合先：シロナデンタルシステムズ(株)営業部CTビジネスユニット
Tel. 03-5475-2255

索引

あ

インターディシプリナリーアプローチ……………… 15
インレーグラフト……………………… 71, 78, 97
MGJ …… 45, 46, 62, 69, 74, 78, 84, 94, 95, 128
エンベロープフラップ…… 23, 38, 39, 40, 42, 49, 50, 62, 74, 88, 91, 93, 124, 132
オーバーコレクション……………………… 51
オープンフラップ…………………… 20, 22, 135
オベイトポンティック…………… 57, 64, 80, 83, 120
オンレーグラフト……………………… 69, 130

か

拡大システム…………………………… 18
結合組織移植…… 41, 43, 53, 68, 77, 79, 85, 87, 93, 100, 103, 109, 111, 128, 130, 133, 137, 138
欠損歯槽堤………………………… 12, 13, 52
懸垂縫合………………… 20, 39, 42, 50, 51
コラーゲン製剤……………………… 21, 60
根面被覆術………… 41, 44, 47, 48, 49, 51, 92

さ

subpedicle connective tissue graft …… 44, 47, 48, 49
サンドイッチテクニック……………………… 98
CEJ…………………………………… 45, 51
CK-2……………………………………… 62
geometric suture ……………………… 26, 27
歯冠長延長術………………………… 11, 80
歯間乳頭再建術……………………… 103, 109
歯槽堤増大術……………… 52, 57, 67, 83, 92
歯肉スキャロップ…………… 10, 51, 82, 108
歯肉のカントゥア……………………… 10, 56
歯肉の審美………………………………… 10
歯肉のバイオタイプ……………………… 15
斜切開……………………………… 18, 19
gingival zenith（歯肉輪部の頂点）……………… 10
審美的歯肉………………………………… 10
垂直切開…………………………………… 18

垂直的歯肉ライン…………………… 10, 11
水平的歯肉ライン…………………… 10, 11
Suzukiの分類……………………… 13, 14
スタディキャスト…………………… 68, 89, 93
3Dソフトのイメージ…………………………… 16
スリップジョイント……………………… 18, 42
全層弁…………………………………… 21

た

タイニングフォーセプス………… 26, 28, 29, 31, 32
ディスクレパンシー………… 11, 47, 53, 58, 123
ティッシュフォーセプス………………… 26, 60
トンネリングテクニック…………………… 81

な

軟組織歯槽堤増大………………… 11, 58, 88

は

バットジョイント……………………… 18, 19, 51
フェザーレザーブレード…………………… 62
部分層弁……………………………… 21, 22, 69
プロビジョナルレストレーション…… 53, 54, 55, 56, 57, 65, 66, 70, 71, 74, 78, 79, 82, 83, 89, 115, 127, 128, 133
ペリオドンタル・マイクロサージェリー…………… 18

ま

マイクロブレード……………………… 22, 78
ムコトーム……………………………… 54

ら

ランガーテクニック変法………………… 41, 49, 51
レジンへの変換………………………… 16

わ

ワックスアップ…… 16, 53, 54, 68, 74, 75, 84, 93

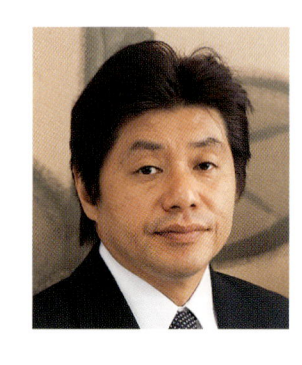

著者略歴　鈴木真名（すずき・まさな）

1984年　日本大学松戸歯学部卒業
1989年　東京都葛飾区にて鈴木歯科医院開業
2008年　鶴見大学歯学部口腔顎顔面インプラント科非常勤講師
2009年　日本大学松戸歯学部客員教授

所属学会：日本歯周病学会専門医，日本臨床歯周病学会指導医
　　　　　　米国歯周病学会（AAP）会員
　　　　　　AMED board member

スタディグループ：
　　　　　　SJCD（Society of Japan Clinical Dentistry）インターナショナル常任理事
　　　　　　東京 SJCD 顧問，OJ 相談役

QUINTESSENCE PUBLISHING 日本

イラストレイテッド ペリオドンタル・マイクロサージェリー アドバンステクニック
―審美性を獲得するソフトティッシュマネジメント―

2010年10月10日　第1版第1刷発行
2020年4月5日　第1版第3刷発行

著　　者　鈴木真名

発 行 人　北峯康充

発 行 所　クインテッセンス出版株式会社
　　　　　東京都文京区本郷3丁目2番6号　〒113-0033
　　　　　クイントハウスビル　電話(03)5842-2270(代表)
　　　　　　　　　　　　　　　(03)5842-2272(営業部)
　　　　　　　　　　　　　　　(03)5842-2275(ザ・クインテッセンス編集部)
　　　　　web page address　https://www.quint-j.co.jp/

印刷・製本　サン美術印刷株式会社

©2010　クインテッセンス出版株式会社　　　　禁無断転載・複写
Printed in Japan　　　　　　　　　　　　　　落丁本・乱丁本はお取り替えします
ISBN978-4-7812-0164-1　C3047　　　　　　　定価はカバーに表示してあります